主编单位
河南中医药
全国卫生
中关村炎
中华中医

病分会
豫医工作室

总主编 周运峰 杨建宇

主 编 郭现辉 周运峰 杨建宇

中养未病 敷贴

全图解

U0203628

河南科学技术出版社
·郑州·

图书在版编目（CIP）数据

中医治未病养生有道全图解.敷贴／郭现辉，周运峰，杨建宇主编.—郑州：河南科学技术出版社，2019.6

ISBN 978-7-5349-9130-1

Ⅰ.①中… Ⅱ.①郭…②周…③杨… Ⅲ.①中药外敷疗法－图解 Ⅳ.①R24-64

中国版本图书馆CIP数据核字(2018)第022857号

出版发行：河南科学技术出版社
　　　　　地址：郑州市郑东新区祥盛街27号　邮编：450016
　　　　　电话：（0371）65788613
　　　　　网址：www.hnstp.cn
策划编辑：马艳茹　高　杨　吴　沛
责任编辑：李明辉
责任校对：韩如月
封面设计：张　伟
版式设计：孙　嵩
责任印制：朱　飞
印　　刷：郑州环发印务有限公司
经　　销：全国新华书店
开　　本：720 mm×1020 mm　1/16　印张：10　字数：135千字
版　　次：2019年6月第1版　　2019年6月第1次印刷
定　　价：28.00元

"中医治未病养生有道全图解"系列丛书

总 主 编：周运峰　　杨建宇

主编单位：河南中医药大学

　　　　　全国卫生产业企业管理协会治未病分会

　　　　　中关村炎黄中医药科技创新联盟

　　　　　中华中医药中和医派杨建宇京畿豫医工作室

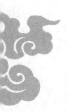

中医治未病养生有道全图解·敷贴

作者名单

主　编：郭现辉　　周运峰　　杨建宇

副主编：陈红亮　　汤　军　　文碧玲

编　者：郜文菊　　许　辉　　宋光明

　　　　张晓阳　　贾跃进　　郑佳新

　　　　尹　艳　　朱如彬　　陈来恩

　　　　邓旭光　　张　红　　张新荣

序

　　中国传统医药学是中国对世界人民的贡献之一，它不但庇佑中华民族的繁衍生息，而且对世界各国人民的健康也做出了巨大的贡献！今天，全世界的中医药人，携手共进，努力前行，就是要使中国医药学成为世界共享医学，为全人类的健康事业再度做出辉煌的贡献！这也许就是我们的中医梦，振兴中医、复兴中医之梦！也是中华民族乃至全世界人民的健康梦！

　　党中央、国务院十分重视人民群众健康水平的提高，对中医药学的发展给予了大力支持，在全社会开展健康提升大工程。值此，全国卫生产业企业管理协会治未病分会副会长、河南中医药大学周运峰教授提出：治未病分会应该有所作为！建议由其领导的重点学科与治未病分会的专家们一起，编写一套对中医治未病从业医生和养生服务人员有学术参考价值的技术性、适用性书籍。同时，这套书要让大众看得懂、学得会、用得上，可以服务于大众，提高大众的健康水平。这个提议顺应时代要求，符合国家政策，又是百姓所需，得到了全国卫生产业企业管理协会治未病分会的称赞和积极响应。在治未病分会秘书处王春旺、蒋大为两位副秘书长的具体协调下，经过河南中医药大学有关专家和治未病分会的部分专家的不懈努力，终于完成"中医治未病养生有道全图解"系列丛书。本套丛书共7本，图文并茂，可供专业人士参阅借鉴，也适合大众阅读，既可以传播治未病养生知识，又可以为治未病养生学科规范建设和健康中国建设贡献力量！

　　本套丛书分艾灸卷、刮痧卷、经穴妙用卷、按摩卷、脐疗卷、敷贴卷、拔罐卷等，内容均为治未病养生之常用适宜技术。其中有些表述及手法，可能与某些专家的有些差异，但并不影响知识和技术的传播。毋庸置疑，本套丛书也一定不是治未病与养生技术的全部或大部，学海无涯，我们仍需不断学习和探索。

本套丛书是各位参编的医学专家、养生专家不懈努力的结果，由于时间紧、任务重，以及专家们的学识与资料有限，书中可能有疏漏和不妥之处，希望广大读者与专家多多批评指正！

老习惯！在每次讲课或有关文稿的最后，我都会用"中医万岁！"这一口号作为结束语。"中医万岁！"是我的恩师、国医大师孙光荣在21世纪初针对有人妄想让中医退出医学主流而针锋相对地提出的振奋人心的口号，其含义有二：其一，肯定了中医药经过几千年的发展，经历了无数临床实践，证明了中医药学的正确性！肯定了中医药几千年来在庇佑中华民族繁衍生息方面的巨大历史贡献！其二，振奋了中医药人的行业自信和理论自信，预示中医药一定会大发展、大繁荣，持续发展下去。而今天，我作为孙老中和医派之掌门人、学术传承人，有义务、有责任把"中医万岁！"之口号及其所包含的思想和概念传承下去，以鼓励和振奋中和医派乃至整个中医界之志士仁人。"中医万岁！"也是衷心祝愿大众健康长寿！

杨建宇　明医中和斋主　　京畿豫医
（全国卫生产业企业管理协会治未病分会会长
中华中医药《光明中医》杂志主编
《中国中医药现代远程教育》杂志主编）

目录

敷贴疗法并不复杂··1

敷贴疗法的常用部位及穴位·····································2

敷贴疗法的操作方法···7

敷贴疗法的适应证···8

敷贴不只是膏药···10

敷贴疗法的注意事项···12

敷贴疗法的异常情况及处理·····································13

常用保健敷贴配方··16

增强免疫力敷贴法···17

增强脾胃功能敷贴法···20

预防心血管病敷贴法···23

祛斑增白敷贴法···25

减肥排毒敷贴法···26

常见疾病敷贴疗法··29

感冒···30

哮喘···32

胃痛···34

腹胀···36

头痛···38

高血压···40

便秘···42

肾炎···44

痢疾···46

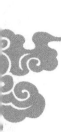

呕吐…………………………………48

支气管炎…………………………50

肺炎………………………………52

乳腺增生…………………………54

痔疮………………………………56

颈椎病……………………………58

肩关节周围炎……………………60

腰肌劳损…………………………62

急性腰扭伤………………………64

肋软骨炎…………………………66

骨质增生…………………………68

踝关节扭伤………………………70

软组织损伤………………………72

足跟骨刺…………………………74

带下病……………………………76

痛经………………………………78

闭经………………………………80

月经不调…………………………82

子宫脱垂…………………………84

妊娠呕吐…………………………86

小儿夜啼…………………………88

小儿流涎…………………………90

流行性腮腺炎……………………92

小儿疳积…………………………94

小儿遗尿…………………………96

小儿腹泻…………………………98

小儿发热…………………………100

小儿哮喘……………………………………102

小儿便秘……………………………………104

小儿疝气……………………………………106

小儿厌食……………………………………108

小儿感冒……………………………………110

阳痿…………………………………………112

遗精…………………………………………114

前列腺炎……………………………………116

前列腺增生…………………………………118

寻常疣………………………………………120

日光性皮炎…………………………………122

带状疱疹……………………………………124

荨麻疹………………………………………126

湿疹…………………………………………128

神经性皮炎…………………………………130

皮肤瘙痒症…………………………………132

痤疮…………………………………………134

冻疮…………………………………………136

手足皲裂……………………………………138

烧烫伤………………………………………140

耳聋、耳鸣…………………………………141

鼻出血………………………………………142

慢性鼻炎……………………………………144

扁桃体炎……………………………………146

咽炎…………………………………………148

敷贴疗法并不复杂

敷贴疗法的常用部位及穴位

◎腧穴定位方法

【骨度分寸度量法】

骨度分寸是指以骨节为标志测量周身各处的大小、长短，并且依据比例来定位穴位的方法。常见的骨度分寸度量法如下：

头部：前发际至后发际为12寸，眉心至前发际为3寸，大椎穴到后发际为3寸。

胸腹部：两乳头的距离为8寸，胸骨最下端到脐中为8寸，脐中至耻骨最上端为5寸。

背腰部：背部根据脊椎进行腧穴定位。大椎穴到尾骶为21寸，背部两肩胛内侧缘之间为6寸。

上肢部：腋前纹头至肘横纹为9寸，肘横纹至腕横纹为12寸。

下肢部：耻骨上缘至股骨内上髁上缘为18寸，胫骨内侧髁下缘至内踝尖为13寸，股骨头大转子至膝中为19寸，膝中到外踝尖为16寸。

【体表解剖标志定穴法】

体表解剖标志定穴法是根据人体解剖学的各种体表标志来确定穴位的方法。常见的用于定穴的体表解剖标志有以下两种：

固定的标志：人体体表的固定标志，如骨节、乳头、肚脐等。根据这些固定的标志来确定其附近腧穴的位置。

活动的标志：在某种特殊情况下会出现的体表标志，如手臂弯曲时会出现的凹陷等。这些体表标志也是常见的确定穴位的标志。

【手指同身寸法】

手指同身寸法是指根据人体的手指进行穴位定位的方法，常用的手指同身寸定位法有以下三种：

中指同身寸：中指中节桡侧两端纹头之间的距离为1寸。

拇指同身寸：拇指指间关节的宽度为1寸。

横指同身寸：手掌并拢后，以中指中节横纹为准，除拇指以外其余四指的宽度为3寸。

◎常用穴位

【头部常用穴位】

穴位名称	穴位描述	取穴位置	适应疾病
百会穴	属督脉穴位，为各经脉气会聚之处，它连接着全身的经脉，对于人体气血调节起着重要的作用	位于人体的头顶正中位置，取穴时通过两耳顶端连线的中点来定位	失眠、健忘、心悸、精神疾病、脱肛等
太阳穴	属于经外奇穴，是人体面部感觉神经交汇处	位于眉梢与目外眦之间，向后约一横指的凹陷处	头痛、偏头痛、眼睛疲劳、牙痛等

【胸腹部常用穴位】

穴位名称	穴位描述	取穴位置	适应疾病
中脘穴	属于任脉穴位，该穴位对胸腔气血有总领作用	位于人体上腹部，前正中线上，脐中正上方4寸处	胃肠道疾病、头痛、哮喘、失眠等
神阙穴	即肚脐，属于任脉穴位，是人体的长寿穴位	即人体肚脐正中	胃寒、腹痛、腹泻、脱肛、虚脱等
关元穴	属于任脉穴位，具有培元固本的功效	位于人体肚脐下方3寸处	常见的泌尿及生殖系统疾病

穴位名称	穴位描述	取穴位置	适应疾病
气海穴	属于任脉穴位，为任脉主要穴位之一	位于人体下腹部，脐中向下1.5寸处	妇科疾病、儿童发育不良、胃肠道疾病等
膻中穴	属于任脉穴位，是足太阴经、足少阴经、手太阳经、手少阳经以及任脉交汇的位置	位于胸部两乳头连线中点处	咳嗽、胸闷、胸痛、心悸、心烦等病症
天枢穴	属于足阳明胃经穴位，常用于治疗各种肠胃疾病	肚脐中央向旁开2寸处	腹胀、腹泻、食欲减退等肠胃疾病
中极穴	属于任脉穴位，位于任脉和足三阴交汇处	腹部中线上，肚脐中央下方3寸处	生殖系统疾病、泌尿系统疾病
天突穴	属于任脉穴位，任脉气血在此处吸热上行	位于颈部中线上，两锁骨连线正中央	用于治疗各种咽喉部疾病，如扁桃体炎、咽喉肿痛、支气管哮喘等

【腰背部常用穴位】

穴位名称	穴位描述	取穴位置	适应疾病
大椎穴	属于督脉穴位，具有益气壮阳的功效	大椎穴位于人体颈部下方，第七颈椎的下方凹陷处	风热疾病和肩颈部疾病
命门穴	属于督脉穴位，可维系督脉气血正常运行，常被称为人体生命之本	大椎穴位于腰部，在后背正中线上第二腰椎棘突下凹陷中	腰背痛、头晕耳鸣、劳累、尿频、遗精、阳痿等

续表

穴位名称	穴位描述	取穴位置	适应疾病
膏肓穴	位于人体背部，常用于散热排脂	该穴位于背部，当第四胸椎棘突下，旁开3寸处	支气管炎等慢性疾病引起的体质虚弱
定喘穴	背部穴位，常用于治疗各种呼吸系统疾病	位于后背正中线上，第七颈椎棘突下定大椎穴，旁开0.5寸处	哮喘及其并发症
腰阳关	督脉穴位，也叫阳关穴、背阳关穴等	背部正中线上，第四腰椎棘下凹陷中	腰背部疾病和妇科疾病
肺俞穴	足太阳膀胱经穴位，肺气的湿热在此处传给膀胱经	第三胸椎棘突旁开1.5寸处	咳嗽、气喘、鼻塞等呼吸系统病症
心俞穴	足太阳膀胱经穴位	位于背部第五胸椎棘突、旁开1.5寸处	心脏疾病和循环系统疾病
脾俞穴	背部穴位，常用于治疗各种脾胃疾病	第十一胸椎棘突下，旁开1.5寸处	背部疼痛及脾胃不适等病症
胃俞穴	背部穴位，胃部的湿热之气在此向膀胱经传输	背部第十二胸椎棘突下，旁开1.5寸处	各种肠胃疾病
肾俞穴	足太阳膀胱经穴位	第二腰椎棘突旁开1.5寸处	腰背疾病和肾脏疾病
大肠俞穴	腰部穴位，大肠的湿热之气在此处传输向膀胱经	第四腰椎棘突下，旁开1.5寸处	腹胀、腹泻等疾病
膈俞穴	足太阳膀胱经穴位	背部第七胸椎棘突，正中线旁开1.5寸处	慢性出血疾病、皮肤病等

续表

【四肢部常用穴位】

穴位名称	穴位描述	取穴位置	适应疾病
劳宫穴	属于心包经穴位，具有清心热、泻肝火的作用	位于手掌心第2、3掌骨之间偏于第3掌骨处，取穴时刻握拳屈指，中指尖处即为该穴	心痛、心悸、中风、发热等
合谷穴	即虎口，属于手阳明大肠经穴位，具有镇静止痛、通经活络的作用	即虎口位置，将拇指和食指呈45°角，位于骨头延长角的交点即是此穴	感冒、发热、牙痛、口眼㖞斜等
涌泉穴	为肾经的第一个穴位，是保健、防病、养生的重要穴位	位于足前部凹陷处第2、3趾趾缝纹头端与足跟连线的前三分之一处	疲劳、失眠、健忘、高血压、肾病、妇科疾病等
足三里穴	属于足阳明胃经的穴位，具有调节机体免疫力、调节肠胃、强身健体的作用	位于外膝眼下四指处	胃胀、胃痛、恶心、呕吐等胃肠道疾病
三阴交	属于足太阴脾经的穴位，是脾经、肾经、肝经的交汇穴位	位于小腿内侧，足内踝尖正上方3寸的位置	主治妇科疾病，对失眠、神经衰弱等也有一定的功效

敷贴疗法的操作方法

敷贴疗法的操作分为选穴、选用药物、敷贴三个步骤。

◎选穴

敷贴疗法是以经络学说为基础的内病外治的疗法，因此敷贴穴位的选择十分重要。一般来说穴位的选择不宜过多，应少而精，一般以6~8穴为宜。对于一些慢性病的调理，可以采用几组轮换交替的方法，每次使用一组。穴位的选择需要把握以下几个原则：

选择病患部位的穴位：主要适用于肌肉酸痛、扭伤等外科疾病，在患病部位选择常用的穴位进行敷贴，有助于加快病患部位的血液循环，加快康复。

选择阿是穴：阿是穴是指无固定的位置，随病而定的穴位，它通常位于病患部位周边，有时候也位于较远的位置。它的取穴以疼痛为依据，按压有酸、麻、胀、痛感的位置即为阿是穴。

选择经验穴位：对于常见疾病来说，可以选择被证明有效的经验穴位，如治疗胃肠道疾病常选足三里等。

选择常用的敷贴穴位：最常用的敷贴穴位为神阙穴和涌泉穴，这两个穴位特别适用于想要通过敷贴来强身健体、增强免疫力的人群选用。

◎选用药物

多数的中草药都可以作为敷贴药物，有效的敷贴药物应当具有以下几个特点：①具有通经活络的功效，如冰片、麝香、肉桂、花椒、白芷、丁香、薄荷、葱、姜、蒜等。②气味较厚或药效较猛，如巴豆、附子、生半夏、苍术、牵牛、斑蝥等。③针对病情选择配伍溶剂，如使用酒作溶剂可以起到增强药效、通络、止痛的作用；而选择醋作溶剂则可一定程度地缓解药性，具有解毒化瘀的作用。

赋型剂的选择：赋型剂能够帮助药物的附着，促进药物的吸收。常用的赋型剂有水、盐水、白酒或黄酒、醋、生姜汁、蒜泥、蜂蜜、鸡蛋清、凡士林等。此外还可以针对病情应用药物的浸剂作赋型剂。

◎敷贴操作

根据选择的敷贴穴位，采取合适的体位（如坐、躺、趴等），以便于药物能够准确地贴在特定的穴位上。具体的敷贴操作需要注意以下几个方面：

清洁：在敷贴药物之前，要首先对穴位周边进行清洁。通常先用温水进行清洁，随后用75%酒精棉球局部消毒，再进行药敷。

固定：无论是何种形式的药物敷贴，都要进行固定，避免移位。通常可以直接采用医用胶布进行固定，也可以覆盖纱布或油纸后用胶布固定。

换药：敷贴疗程中如需换药，则需要用医用棉球蘸温水或植物油轻轻擦拭原有药物，擦干后再换药。一般换药周期为1～3日，如敷贴药物无溶剂，则可以5～7日为周期进行换药。需要注意的是如果药物的刺激性过大，患者的皮肤出现不良反应，则需等皮肤恢复正常后才可再次敷药。

敷贴疗法的适应证

敷贴疗法的适用范围较广，可用于治疗呼吸系统、消化系统、循环系统、泌尿系统、神经系统、内分泌系统等多种疾病；既可以用于慢性疾病的康复与治疗，也可以用于某些急性疾病的治疗，还可以用于日常的防病和保健。使用敷贴疗法效果较好的疾病有以下几种。

◎呼吸系统疾病

呼吸系统疾病是常见的疾病，它的发病位置主要在气管、支气管、肺部等，常伴有咳嗽、咯血、咳痰、气喘、胸痛等症状，如支气管炎、支气管哮喘、鼻炎、呼吸道感染、咽喉炎等。慢性的呼吸系统疾病通常病程较长，较难根治。敷贴疗法对于这些类型的疾病的治疗效果较为突出，有研究证明，使用穴位敷贴疗法治疗慢性呼吸系统疾病，可以有效地减少咳、痰、喘等常见症状，减少疾病的发作次数，减缓发作，有效率为79%～91%。

使用敷贴疗法治疗呼吸系统疾病时，通常选取任督二脉及肺经的穴位，如膻中穴、大椎穴、天突穴、膏肓穴、肺俞穴、心俞穴、膈俞穴、肾俞穴、华盖穴等；使用的药物多具有化痰、止咳、润肺的功能，如白芥子、细辛、川贝等。

◎消化系统疾病

消化系统疾病是指由于胃肠道功能紊乱而造成的疾病，如慢性胃肠炎、慢性腹泻、胃溃疡、胃肠功能紊乱等，常见的症状有恶心、呕吐、腹胀、腹泻、腹痛等。使用敷贴疗法治疗消化系统疾病，既可以避免口服药物对消化系统的刺激，又可以加强药物的吸收，增强药效。

使用敷贴疗法治疗消化系统疾病通常选用胃经、大肠经，以及任督二脉的穴位，如中脘穴、关元穴、神阙穴、大肠俞穴、天枢穴、脾俞穴、呃逆穴、足三里穴等。

◎骨关节疾病

常见的骨关节疾病有颈椎病、腰椎病、肩周炎、骨质增生、风湿性关节炎等。中医学认为骨关节疾病的病因是由于外感风寒导致经脉不通，敷贴疗法可以直接作用于病患部位，调节经络，达到较好的治疗效果。

使用敷贴疗法治疗骨关节疾病通常选用病患部位的穴位，常用的药物多具有舒经活络、活血、止痛的功效，如细辛、麝香、附子、生川乌、延胡索等。

◎心脑血管疾病

心脑血管疾病是指由于人体血管发生堵塞或病变，进而造成心脏供血不足而引发的疾病，常见的心脑血管疾病有冠心病、高血压、心脏病等。敷贴疗法可以调节人体血液循环、增强血液活力，可作为心脑血管疾病的辅助治疗方法。

使用敷贴疗法治疗心脑血管疾病时，常选用心包经、肾经、胃经等经络的穴位，如内关穴、足三里穴、涌泉穴、天池穴、劳宫穴、神门穴等；选用的药物通常为具有活血化瘀、养血理气功能的丹参和当归等。

除了以上几种类型的疾病以外，敷贴疗法还可以用于治疗和缓解神经衰弱、月经不调、痛经、牙痛、头痛、遗精、阳痿等疾病。此外，敷贴疗法还可以用在日常保健中，可以有效地提高机体免疫力，预防各种疾病。

敷贴不只是膏药

一提到敷贴疗法，很多人就会立刻想到各种膏药，如常见的伤湿止痛膏、麝香追风膏等，甚至有一些人会认为，敷贴就是膏药。事实上，膏药只是敷贴疗法的药物剂型中的一种。常见的敷贴药物剂型有以下几种：

◎丸剂

丸剂是将药物研磨成细末之后，用水、蜂蜜或特定的药液调和，制成大小不一的小药丸，通常为黄豆大小。使用时将丸状的药物敷贴在特定的穴位之上，再进行固定即可。丸剂的药量通常较小，常用于单一穴位的敷贴，也适合于儿童敷贴。

◎散剂

散剂是直接将所需的各种药物分别研磨成粉末，使用特定的筛子筛过之后混合均匀。使用时直接将药剂填放在需要敷贴的部位，如脐部，可使用医用胶布固定。散剂制作简单方便，药物的剂量可以随意地调整，且储存时间较长。进行敷贴时散剂所接触的皮肤面积较广，适用于较大范围的敷贴治疗。

◎糊剂

糊剂是在散剂的基础上添加调和剂而制成，常用的调和剂有醋、酒、水、鸡蛋清等。糊剂可以延长药物的时效，且选择不同的调和剂可起到一定的辅助功效。例如，选用醋作为调和剂可以起到解毒化瘀、缓解药效的作用；选择酒作为调和剂可以加大药力、通经活络、消肿止痛；选择油类作为调和剂可以润肤。但是糊剂需要现做现用，不可长期保存。

◎膏剂

膏剂是最常见的敷贴药剂类型，是将药物制成膏药，使用方便，可以长期保存。膏剂最常用的是膏药胶布，也有使用醋、白酒、甘油或其他的调和剂调和之后熬制而成的膏药。

◎饼剂

饼剂通常是将药物研磨为细末，之后加入水或调和剂调和均匀，再制备成饼状。敷贴时直接将饼剂放置在需要敷贴的部位，再进行固定即可。饼剂的药物与皮肤的接触范围较广，常用于阿是穴或某些较大区域的敷贴治疗。

◎生药剂

生药剂是指直接使用简单处理后的新鲜生药，如将生药捣烂、捣碎或切片等。这种方法简单便捷，适用于单种药物或药物种类较少的敷贴药方。

◎煎剂

煎剂是将药物配好之后在砂锅中煎制（一般煎30～40分钟），之后倒掉渣滓，将药液用棉球或棉棒蘸取，涂抹在需要进行敷贴的位置。

敷贴疗法的注意事项

敷贴疗法虽然操作简单方便，但是要达到最佳的治疗效果，最大限度地避免不良反应，需要注意以下几个方面：

◎禁忌人群

并非所有的人都适合使用敷贴疗法，由于敷贴疗法会刺激血液循环，加快新陈代谢，因此不适用于本身体质为阴虚火旺的人群，以避免加重阴虚的症状。一些患有热性疾病的患者，如口腔溃疡、暑热病等患者也不适应使用敷贴疗法。此外，孕妇、1岁以下的儿童、皮肤过敏者、皮肤破损者、心肺功能严重不全者、肝脏病患者等均不可使用敷贴疗法。

◎准备注意事项

患者在敷药前要注意清洗敷贴部位，选择宽松适宜的服装，选择适宜的敷贴场所，避免出汗过多，也要避免直接吹风。

◎药物注意事项

一些常用的外敷药物具有一定的毒性，因此一定要妥善保管，防止误食。对于毒性较大的药物，如斑蝥等，不可大剂量、大范围或持续地使用，以防发疱过大或中毒。并且使用毒性较大药物时，需要在专业医护人员的指导下进行。使用溶剂调敷药物时需要随配随用，以防蒸发。对于残留在皮肤的药膏，不可用汽油或肥皂水等有刺激性的物品擦洗。

◎饮食注意事项

在进行敷贴治疗的过程中，要保持饮食清淡，避免食用生冷刺激的食物，如冷饮、辛辣食物、过于油腻的食物等。同时在敷贴治疗中要禁烟忌酒，避免食用海鲜等发性食物。适宜在敷贴治疗中食用的食物有新鲜蔬菜、适量的肉类、豆制品等。

◎生活起居注意事项

在进行敷贴治疗时要避免过度地吹冷风，避免在空调房里长时间停留，尤其要注意避免冷风直接吹到敷贴部位。敷贴后不可马上洗澡或吹风，避免风邪寒气进入体内。

◎不良症状

敷贴疗法使用药物刺激穴位，因此敷贴时会有不同程度的刺痛反应，也会出现敷贴部位麻木、温热、瘙痒等症状，这些都是药物发挥作用时的正常现象，无须担心。但是如果疼痛或瘙痒感剧烈，无法忍受，就需要将药物去除，并用清水冲洗敷贴部位。对于胶布过敏者，可改用脱敏胶布或用绷带固定敷贴药物。

◎敷贴操作的注意事项

若用药膏敷贴，在温化膏药时，应掌握好温度，以免烫伤或贴不住。对于敷贴的药物，应将其固定牢稳，以免移位或脱药。在进行敷贴疗法时要注意敷贴时间，一般来说敷贴时间不宜超过6小时，成人一般以4~6小时为宜，6岁以下的儿童敷贴时间最好不要超过1小时，6岁以上的儿童可控制在2小时以内，14岁以上青少年以2~4小时为宜。此外，还要注意敷贴药物的保存。尤其是在天气炎热的夏季，药物需要保存在阴凉干燥处。某些类型的药剂保存时间较短，则需要在冰箱冷藏室保存，以避免药物失效。

敷贴疗法的异常情况及处理

在敷贴治疗的过程中可能出现一些异常情况，在出现这些症状时要保持冷静，对症进行处理。如果不良反应的症状较为严重，则需立即就医，在医生的指导下进行妥善的处理。

◎疼痛

由于敷贴疗法是通过药物对穴位产生刺激反应来发挥药效的，因此在敷贴位置出现温热、麻、凉、瘙痒、轻微疼痛等都属于正常现象，无须特别处理。等敷贴结束，去除敷贴药物后这些不良反应自然会消失。但是如果敷贴部位疼痛较为剧烈，患者无法忍受，就需要立即去除药物，并用清水清洗敷贴部位。一般来说，疼痛感会在药物清除后持续一段时间，随后消除。

◎发疱

在敷贴部位出现水疱也是敷贴治疗过程中常见的现象，它通常是由于药物对皮肤的刺激而形成的，也可能是由于对敷贴介质如胶布过敏而形成的。

通常来说，敷贴过程中形成的水疱大小因人而异，一般儿童及妇女的水疱较大，而中老年人和男士的水疱较小。一旦出现水疱，可以在其表面涂抹甲紫溶液，使其自然消散。如果水疱较大，则可以用消毒过的针从水疱底部挑破，排出内部溶液，再涂抹甲紫溶液帮助其恢复。

◎过敏

过敏是敷贴治疗中常见的不良反应之一，常因药物的刺激作用或胶布刺激而产生。过敏的患者会出现皮肤瘙痒、变色，以及敷贴部分起水疱乃至溃烂等过敏反应。如果过敏反应较轻，可适当地缩短敷贴治疗的时间，减少敷贴治疗的频率。如果过敏因胶布而起，则可更换为纱布固定。如果过敏反应较重，出现皮肤溃烂、剧烈疼痛等现象，就需要在医生的指导下进行治疗，通常可以通过服用过敏药物缓解症状。

◎**感染**

感染是敷贴治疗中较少见的异常现象，这主要是由于大多数的敷贴药物本身就具有一定的抗炎抗感染的作用。如果出现感染，则需要缩短敷贴时间，延长两次敷贴治疗之间的间隙，保护好敷贴位置，避免感染加剧。

常用保健敷贴配方

增强免疫力敷贴法

通过敷贴可以通经活络，调节气血，提升阳气，提高机体免疫力，有保健养生的功效。敷贴强身常用的穴位有神阙穴、膻中穴、天柱穴等，在进行敷贴的同时通过预防与调理可以加强敷贴的功效。

◎疗法1

药物：大附子50克，甘草、甘遂各60克，麝香0.9克，白酒1 000克。

制作方法：将大附子切成薄片后用消毒纱布包裹，将甘草、甘遂一同捣成碎块。将这三种药物一同放入白酒中浸泡12小时，然后置于火上用文火熬煮，直到白酒煮干为止。取出含有大附子片的纱布包，将其同麝香一同捣成泥状，制成药丸待用。

敷贴部位：神阙穴。

用法和注意事项：将药丸填埋在肚脐（神阙穴）上，覆盖纱布后用绷带或胶布固定。每个药丸连续敷贴一周为宜。

适用人群：体质虚弱、肝肾两虚的人群，特别适宜中老年人做补益之用。

功效：附子可以升阳气、散风寒、补气血，甘草、甘遂可以补脾益气，合用敷贴神阙穴可以暖丹田、补肝肾，具有补中益气、维持健康、延年益寿的作用，是效果较好的保健敷贴良方。

注意事项：在使用该方进行敷贴时避免食用辛辣刺激的食物，少烟少酒，方能发挥其最大的功效。

◎疗法2

药物：白芥子、延胡索各20克，甘遂、白术、细辛、肉桂、甘草各

10克。

制作方法：将所有药物研磨成细末，用清水调制成糊状药膏，再捏制成药饼待用。

敷贴部位：大椎、风门、膏肓穴（第1次）；陶道、肺俞、谚语穴（第2次）；身柱、心俞、膻中穴（第3次）。

用法和注意事项：该敷贴方为三伏贴，分别在头伏、中伏、末伏开始时敷贴1次，一共敷贴3次，每次敷贴穴位各不相同。敷贴时将药饼贴在如上所述的穴位上，覆盖纱布后用胶布固定。每次敷贴8～12小时。

适用人群：体寒过重、痰湿的人群，做补益之用。

功效：白芥子有温中散寒，通经活络的功效；延胡索可以活血理气，通经络；白术、甘草、甘遂可以补脾益气；细辛、肉桂为温热类药物，有驱寒、通经络、通气血的作用。诸药合用，可驱寒祛湿，通经活络，在三伏天进行敷贴，最为适宜。

注意事项：该方多种药物为温热类药物，适合体寒的人群进行保健之用，不适宜体内湿热过重的人群使用，否则可能加重体热症状。在进行敷贴时要注意避免吹空调或吹风，在敷贴当天不要洗澡，不要喝凉水，避免寒气入侵。

◎疗法3

药物：白芥子、延胡索各20克，甘遂、白术、香附、细辛、三七各10克。

制作方法：将所有药物研磨成细末，用清水调制成糊状药膏，再捏制成药饼待用。

敷贴部位：大椎、风门、膏肓穴（第1次）；陶道、肺俞、谚语穴（第2次）；身柱、心俞、膻中穴（第3次）。

用法和注意事项：在头伏、中伏、末伏开始时敷贴1次，敷贴时将药饼贴在上述的穴位上，覆盖纱布后用胶布固定。每次敷贴8～12小时。

适用人群：气滞血瘀、肝气郁结的人群，做保健之用。

功效：白芥子、延胡索、白术、甘遂、细辛可以补脾益气，通经活血；香附、三七可以调气解瘀，开郁调肝。

注意事项：敷贴时女性要避开月经期，患有感冒等疾病的人群不适合进行敷贴。

◎预防与调理

饮食：全面营养，荤素结合，多吃新鲜蔬菜和水果。戒辛辣刺激油腻的食物，戒烟酒。

运动：根据个人体质状况适度运动，以有氧运动，如打羽毛球、打网球、慢跑等为主。

睡眠：良好的睡眠质量可以有效地提高机体免疫力，因此要劳逸结合，争取每晚10时之前睡觉，最晚不要超过12时，保持每天8小时左右的睡眠。

情绪：良好的情绪是健康的基石，学会用倾诉、旅游、发泄等途径减压，消除不良情绪。

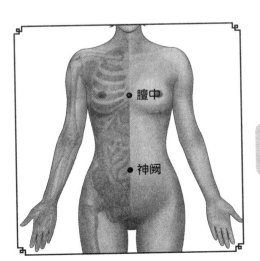

膻中

神阙
在肚脐中央处。

膻中
在胸部正中线上，平第四肋间处。

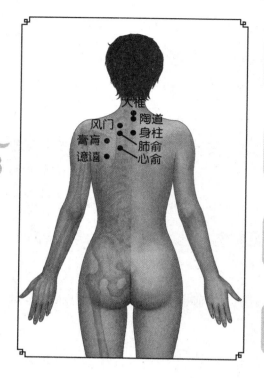

大椎	风门
后正中线上，在第七颈椎棘突下凹陷中。	在第二胸椎棘突下，旁开1.5寸处。

膏肓	陶道
在第四胸椎棘突下，旁开3寸处。	后正中线上，在第一胸椎棘突下凹陷中。

肺俞	譩譆
在第三胸椎棘突下，旁开1.5寸处。	在第六胸椎棘突下，旁开3寸处。

身柱	心俞
后正中线上，在第三胸椎棘突下凹陷中。	在第五胸椎棘突下，旁开1.5寸处。

增强脾胃功能敷贴法

　　良好的脾胃功能是健康的基石，只有脾胃好，食物的营养才能被人体所吸收。敷贴对脾胃的主要调节作用是通经活络，促进脾胃血液循环，消除脾胃虚寒等症状。常用到的敷贴部位为神阙穴等腹部穴位。

◎疗法1

药物：五香粉适量。

制作方法：取10克左右的五香粉，将白酒温热之后调制成糊状药膏待用。

敷贴部位：神阙穴。

用法和注意事项：敷贴前用热水洗净神阙穴周边，随后将药膏敷贴在神阙穴上，覆盖纱布后用胶布固定。每次2～3小时为宜。

适用人群：脾胃偏虚寒的人群。

功效：五香粉的主要成分有肉桂、花椒、八角、丁香、甘草、陈皮、胡椒等，这些药物都具有温中散寒、健脾强胃的作用，同时这些药物的药性较为温和，十分适合体寒人群用来强健脾胃。

注意事项：敷贴时要注意保暖，不要喝凉水、吃冷饮，避免敷贴时外感风寒，反而伤害脾胃功能。

◎疗法2

药物：带葱须的葱20克、生姜10克。

制作方法：将葱和生姜一同捣烂制成泥状药膏。

敷贴部位：神阙穴。

用法和注意事项：洗净神阙穴之后，将药膏敷贴在神阙穴上，覆盖纱布后用胶布固定。脾胃虚寒的人群可以先将葱和生姜泥炒热，再放入干净的棉布袋中进行敷贴。

适用人群：脾胃功能较弱、食欲较差的人群。

功效：葱性温，入胃经，可以通阳散寒，增进食欲；生姜性温，益脾胃，益元气。该敷贴疗法可以增进脾胃功能，对于脾胃虚寒而引起的脾胃虚弱更为有效。

注意事项：温热体质、阳盛阴虚的人不适宜使用该方调理脾胃。

◎疗法3

药物：花椒、艾叶、桂圆各适量。

制作方法：将艾叶碾碎，制成艾绒；花椒研磨成细末，桂圆肉捣烂。将所有药物混合均匀，制成艾绒药团。

敷贴部位：神阙穴。

用法和注意事项：将艾绒药团敷于神阙穴上，覆盖纱布后用胶布固定。

适用人群：需调节脾胃功能的人群，体质虚寒的人效果更佳。

功效：艾叶和花椒可以散寒温经，通经活络；桂圆可以温补脾胃，补气益血。该敷贴方具有滋养补益的作用，通过神阙穴可以有效地调节脾胃经络，促进脾胃血液循环。

注意事项：温热体质、阳盛阴虚的人不适宜使用该方调理脾胃。

◎预防与调理

规律饮食，定时定量，不要暴饮暴食，以免造成脾胃功能紊乱。注意饮食的搭配，少吃会刺激胃黏膜的食物，多吃可以促进消化的食物，如新鲜蔬菜、水果、酸奶等。

保持精神愉快，精神对脾胃的影响很大，如果有不良的精神状态，就有可能影响消化液的分泌，造成肠胃功能失调。

加强锻炼，可以通过揉腹等按摩来促进胃消化功能。

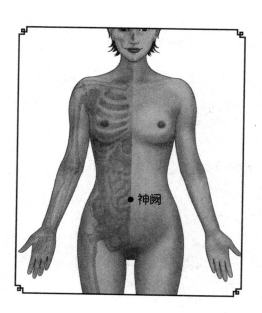

神阙
在肚脐中央处。

预防心血管病敷贴法

心血管疾病是常见的现代病之一，它的主要病因是血管堵塞，造成血液运输障碍，进而影响心脏等脏器的正常运作，诱发一系列疾病。通过敷贴来预防心血管疾病，主要是通过调节机体气血运行状况，保持经络通畅来实现的，常用的穴位有神阙、涌泉等经络要穴。

◎疗法1

药物：生大黄3克。

制作方法：将生大黄研磨成细末，同白酒一同调和均匀，制成糊状药膏待用。

敷贴部位：神阙穴。

用法和注意事项：将药膏敷贴在神阙穴上，覆盖塑料薄膜后用胶布固定。每3日换药1次。

适用人群：心血管疾病易感人群，如工作压力较大的人群、肥胖人群、长期抽烟酗酒的人群等。

功效：大黄具有消除气滞血瘀，清除体内湿热，祛瘀解毒的作用。使用大黄进行敷贴可以有效地消除血液中的瘀毒，促进血液循环，减少心血管疾病的危险因素，预防心血管疾病。

注意事项：敷贴时忌生冷食物、忌寒凉。女性要避免在月经期进行敷贴。

◎疗法2

药物：吴茱萸60克，槐花、珍珠母各30克。

制作方法：将所有药物研磨成细末，同米醋一同调和均匀，制成糊状药膏待用。

敷贴部位：神阙穴、涌泉穴。

用法和注意事项：将药膏敷贴在神阙穴、涌泉穴上，覆盖塑料薄膜后用胶布固定。该敷贴疗法为三伏贴，在每年的头伏、中伏、末伏的第一天进行敷贴，每次4～6小时，连续敷贴3年为宜。

适用人群：易患心血管疾病的人群及心血管疾病患者。

功效：吴茱萸有散寒祛湿，通经活络的作用；槐花、珍珠母具有去湿热，凉血调经的作用。该敷贴疗法可以通络活血，祛除湿热，避免血液郁结，避免形成血液阻塞，预防心血管疾病的产生和恶化。

注意事项：三伏贴在进行敷贴时要注意避开空调房，不要直接吹风，以免受寒，造成血液循环障碍。

◎预防与调理

调理饮食，减少胆固醇的摄入量，少吃动物内脏、蛋黄等食物。多吃富含纤维素、不饱和脂肪酸的食物，如粗粮、海带、木耳、芹菜等。

加强运动，促进血液循环，保持血管活力。

控制体重，避免体内脂肪过多。

消除不良生活习惯，如抽烟、酗酒、熬夜等，培养健康的生活习惯。

调节情绪，避免由于情绪紧张造成血管收缩，影响血液循环。

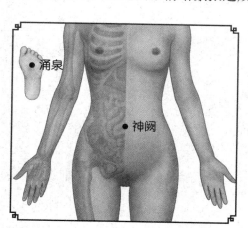

涌泉

神阙

神阙

在肚脐中央处。

涌泉

在足底（去趾）前1/3处，足趾跖屈时呈凹陷中央。

祛斑增白敷贴法

祛斑和美白是大多数爱美人士最关注的问题。从中医学的角度来说，"面子"问题反映的是内脏和经络的问题，斑点问题往往是由于面部气血运行不畅，毒素堆积所造成的，因此通过中药敷贴和调理来预防与解决皮肤的问题更有效，也更彻底。

◎疗法1

药物：大枫子仁、核桃仁、杏仁、樟脑各50克。

制作方法：将所有药物研磨成细末，混合均匀后加入适量的香油调制成糊状药膏待用。

敷贴部位：有斑的部位或整个面部。

用法和注意事项：将药膏敷贴在有斑点的位置，覆盖纱布后用胶布固定，或直接将其作为面膜敷贴。每晚1次。

适用人群：面部有斑的人群。

功效：核桃仁有润肠通便的作用；杏仁、大枫子仁则有通气祛毒的作用。该疗法可以帮助机体排出体内毒素，调节阳气，有效地祛除斑点。

注意事项：敷贴时要避免吃辛辣刺激的食物，以避免影响药效。

◎疗法2

药物：白芷30克，牛奶适量。

制作方法：将白芷研磨成细末，加入适量的牛奶调制成糊状药膏待用。

敷贴部位：有斑的部位或整个面部。

用法和注意事项：将药膏敷贴在有斑的位置，覆盖纱布后用胶布固定，或直接将其作为面膜进行敷贴。每日1次，每次半小时左右。

适用人群：面部有斑点的人群，该方治疗黑斑尤为有效。

功效：白芷具有祛风排湿，通窍调经，润泽皮肤的作用；牛奶则可以美白祛斑。该疗法可以有效地调节面部的血液运行，促进面部排毒，消除斑点。

注意事项：敷贴时要注意防晒，以免影响药效。

◎疗法3

药物：白芍10克。

制作方法：将白芍研磨成细末，加入适量的清水调制成糊状药膏待用。

敷贴部位：面部。

用法和注意事项：将药膏敷贴面部。每日1次，每次20分钟左右。

适用人群：想要增白美容的人群。

功效：白芍有扩张血管，促进血液循环，养血、养阴的作用。使用白芍进行敷贴可以加强面部气血运行，促进面部新陈代谢，加剧排毒，消除面部色斑，增白美容。

注意事项：敷贴要避开经期，避免感冒等疾病。

◎预防与调理

采取防晒措施，避免晒伤，避免皮肤老化。

调理饮食，避免食用含有感光物质的食物和色素含量较高的食物，如香菜等，多食用维生素含量较高的食物，如橙子、柠檬。

加强运动，促进血液循环，加速毒素排出。

调节情绪，保持愉快的心情，避免体内滋生毒素。

适当地进行面部按摩，促进面部血液循环。

减肥排毒敷贴法

肥胖是困扰很多人的问题，它不仅仅影响美观，还可能增加很多疾病的发病率，威胁健康。从中医的角度来说，肥胖是由于人体经络不通、毒素堆积等原因所造成的。通过敷贴疗法可以有效地帮助人体排除毒素，疏通经络，减轻体重。

◎疗法1

药物：半夏、荷叶各10克，泽泻、茯苓各15克，焦三仙9克，牵牛子、槟榔各5克，大黄适量。

制作方法：将除大黄以外的所有药物研磨成细末，大黄加水煎煮，制成大黄水。其余药物粉末混合均匀之后加入适量的大黄水调制成糊状药膏待用。

敷贴部位：神阙穴。

用法和注意事项：将药膏敷贴在神阙穴的位置上，覆盖纱布后用胶布固定，每日1次，30日为1个疗程。

适用人群：脾湿过重导致肥胖的人群。

功效：半夏、茯苓可以祛除脾湿，调节胃气，健脾保胃；荷叶可以排毒利湿；泽泻等药物可以清热泻火。该敷贴方可以有效地清热排毒，祛除体内湿气和毒素，从而消除肥胖，达到控制体重的功效。

注意事项：在敷贴该药方时不要吃过于油腻刺激的食物。

◎疗法2

药物：番泻叶15克、山楂30克、干荷叶50克、泽泻30～60克（根据肥胖程度不同而定）。

制作方法：将所有药物研磨成细末混合均匀，加入适量的红茶水调制成糊状药膏待用。

敷贴部位：神阙穴。

用法和注意事项：将药膏敷贴在神阙穴上，覆盖纱布后用胶布固定，每日1次。

适用人群：湿气过重、毒素堆积导致肥胖的人群。

功效：番泻叶、泽泻可以清热泻火，促进消化，排出毒素；山楂可以有效地促进肠胃消化功能，加速排毒过程；干荷叶可以利湿排毒。该方以排毒为主，对于减肥有一定的疗效。

注意事项：在敷贴该药时会出现泻火排毒的现象，因此在进行敷贴治疗时，要注意补充水分和营养物质，避免造成脱水、营养失调等症状。

◎预防与调理

调理饮食，避免食用油腻刺激的食物。

加强运动，促进血液循环，加速毒素排出。

调节情绪，保持愉快的心情，避免毒素堆积造成肥胖。

通过按摩腹部加强肠胃运行，促进消化。

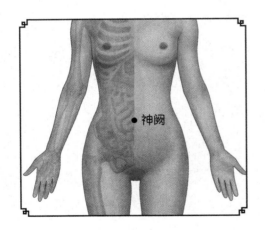

神阙
在肚脐中央处。

常见疾病敷贴疗法

感冒

感冒是最常见的疾病之一，它的症状主要有鼻塞、打喷嚏、头痛、咳嗽、发热、怕冷、浑身不适等。感冒如不及时医治，可能引起细菌感染，进而引发咽炎、肺炎、肾炎等疾病。

◎ **诱发因素**

长期疲劳，导致机体免疫力暂时性降低。

受风着凉导致寒邪侵袭，如淋雨等。

精神紧张、抑郁，造成机体脏器运作异常，影响气血运行。

运动过少，长期免疫力低下。

饮食不当。过量食用高盐、高糖食物，降低机体免疫力。

◎ **敷贴疗法**

【疗法1】

适应病证：风寒感冒。

药物：白芥子50克，延胡索50克，甘遂、细辛各25克，生姜汁、甘油适量。

制作方法：白芥子、延胡索、甘遂、细辛研磨为细末，过100目筛筛好后，将150克药粉用60毫升的甘油和40毫升的生姜汁调和，制成糊状药膏。

取穴：肺俞、膏肓俞、心俞、大椎俞穴。

用法和注意事项：将膏药敷于以上穴位上，每日1次，每次4～6小时。

【疗法2】

适应病证：风热感冒。

药物：葱白30克，连翘15克。

制作方法：将葱白和连翘一同捣成泥状，用纱布包好待用。

敷贴部位：神阙穴。

用法和注意事项：将包好药物的纱布包放置在神阙穴上，每日1次，每次4～6小时。可饮用白开水帮助发汗。

◎ 预防与调理

劳逸结合，保证足够的睡眠。

养成良好的生活习惯，尽量避免熬夜。

加强锻炼，提高免疫力。

少吃油腻、过咸、过辣等刺激性食物，多吃富含维生素和矿物质的食物。

保持心情舒畅，学会缓解压力。

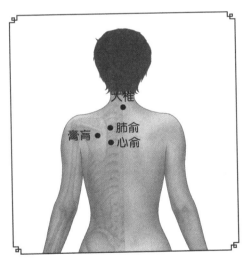

肺俞
在第三胸椎棘突下，旁开1.5寸处。

膏肓
在第四胸椎棘突下，旁开3寸处。

心俞
在第五胸椎棘突下，旁开1.5寸处。

大椎
后正中线上，在第七颈椎棘突下凹陷中。

神阙
在肚脐中央处。

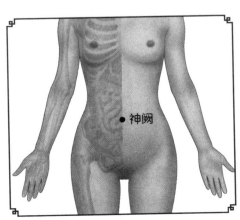

哮喘

列为世界四大顽疾之一。

凌晨或夜间加重。病情发作时，患者会有口干、胸闷、呼吸困难等症状，严重时会造成机体严重缺氧，甚至可能导致生命危险。哮喘较难根治，被世界卫生组织

哮喘主要症状有喘息、气短急促、呼吸困难、干咳、咳痰、胸闷等，通常在

◎ 诱发因素

气候变化。哮喘通常在寒冷的季节发病，因此气温骤变可引起哮喘。

呼吸道感染，如肺部、支气管感染等。

精神过度紧张、激动，或长期精神抑郁等。

过度劳累，缺乏运动，造成机体免疫力低下。

过敏原的刺激，如花粉、尘螨、牛奶等。

◎ 敷贴疗法

【疗法1】

适应病证：寒性哮喘。

药物：白芥子21克、延胡索12克、甘遂12克、细辛21克、麝香1.5克、生姜汁120克。

制作方法：将白芥子、延胡索、甘遂、细辛研磨成细末，加入生姜汁调和，制成药饼。将药饼放在布上，用麝香拌匀。

敷贴部位：百劳穴、肺俞穴、膏肓穴。

用法和注意事项：将膏药敷于以上穴位上，每次敷贴2小时。于每年的头伏、中伏、末伏各敷贴1次，3年为1个疗程。

【疗法2】

适应病证：热性哮喘。

药物：麻黄、白芍、苍耳子、甘草各9克，杏红、辛夷、黄芩各4.5克，生石膏60克。

制作方法：将药物研磨成细末，加入姜汁调制成糊状，再制成3厘米×3厘米的圆形药饼待用。

敷贴部位：百劳穴、肺俞穴、膏肓穴。

用法和注意事项：将药饼分别固定在以上穴位上，每次2小时，每年三伏天敷贴4次，3年为1个疗程。

◎ 预防与调理

加强体育锻炼，养成良好的运动习惯。哮喘患者应当采取较为温和的运动方式，如打太极拳、慢走等。

进行呼吸锻炼，经常进行深呼吸、呼吸操等呼吸运动，保持呼吸道畅通。

饮食上注意禁烟、禁酒，避免吃辛辣刺激的食物，以富含维生素的食物和高蛋白食物为主要饮食。

消除诱发因素，避免接触花粉、牛奶、尘螨等诱发因素。

精神调理，保持良好的心情。

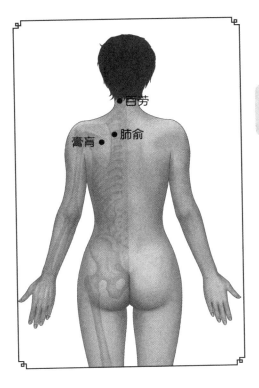

肺俞
在第三胸椎棘突下，旁开1.5寸处。

膏肓
在第四胸椎棘突下，旁开3寸处。

百劳
在颈部，大椎直上2寸，后正中线旁开1寸。

胃痛

胃痛是指上腹部靠近心前区位置所发生的疼痛，是临床上常见的疾病。胃痛通常同急、慢性胃炎，胃溃疡，十二指肠溃疡，功能性消化不良，胃神经官能症，胃下垂，胆囊炎等疾病有关。

◎ 诱发因素

饮食不当。如暴饮暴食、长期食用刺激性过大的食物等。

情绪的剧烈变化，如过悲、过喜、过怒等，会引起肝气的变化，进而侵袭胃部，引发胃痛。

外感风寒，寒气伤胃。

脾胃失调，肠胃功能弱化引起消化不良。

疲劳过度，免疫力降低。

◎ 敷贴疗法

【疗法1】

药物：白芥子50克、延胡索25克、甘遂25克、细辛25克、生附子25克、生姜汁和蜂蜜各适量。

制作方法：将白芥子、延胡索、甘遂、细辛、生附子研磨成细末，加入生姜汁和蜂蜜调制成糊状，做成2厘米×2厘米的药块。把医用胶布剪成5厘米×5厘米的小块，将药块放在其中央。

敷贴部位：足三里穴、肺俞穴、肾俞穴、中脘穴。

用法和注意事项：将膏药敷于以上穴位上，每次敷贴4小时左右，每日1次。

【疗法2】

药物：蓖麻仁10克、五倍子5克。

制作方法：将药物捣烂，用纱布包裹起来制成纱布敷贴包。

敷贴部位：神阙穴。

用法和注意事项：将纱布敷贴包置于神阙穴上，每日早、中、晚各1次，每4日换药1次。

◎ 预防与调理

保持良好的饮食习惯，少烟、少酒，定时、定量饮食，不食用过于刺激的食物。

保持营养均衡，多食用富含维生素的食物，以增强胃黏膜的抵抗力。

保持心情舒畅，寻找舒压方法，避免大悲大喜的情绪。

注意防寒，在气候变化时注意保暖，避免肠胃受寒。

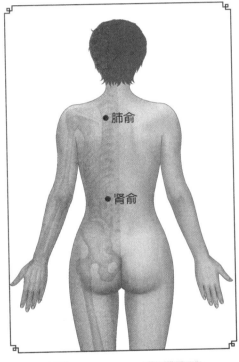

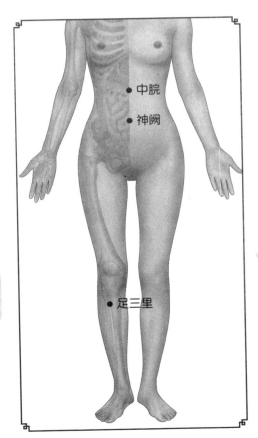

肺俞
在第三胸椎棘突下，旁开1.5寸处。

肾俞
在第二腰椎棘突下，旁开1.5寸处。

中脘
在上腹部正中线上，当脐上4寸处。

神阙
在肚脐中央处。

足三里
在小腿前外侧，当犊鼻下3寸，距胫骨前缘一横指处。

腹胀

腹胀是较为常见的消化系统不适现象，几乎每个人都有过腹胀的烦恼。它是一种主观或客观的腹部胀大感，通常腹胀，还会伴有恶心、呕吐、心烦、腹泻、发热等症状。腹胀通常同消化系统疾病，如胃胀气、腹水、肠梗阻等有关。

◎ **诱发因素**

过量食用胀气食物，如土豆、碳酸饮料等。

饮食不当。暴饮暴食，造成消化系统失常，食物无法消化。

不良情绪造成胃肠功能紊乱。

某些疾病，如胃炎、肝炎等。

◎ **敷贴疗法**

【疗法1】

适应病证：气胀引起的腹胀。

药物：大黄60克、去壳巴豆15克、牙皂45克、枳实20克、炒莱菔子120克、琥珀30克、沉香15克。

制作方法：将上述药物均研磨成细末之后过100目筛，将药物粉末混合均匀加入姜皮的汁液调制成糊状，再制成药丸。胶布剪成2厘米×2厘米的小块，每块胶布中间放置3颗药物。

敷贴部位：神阙穴、中脘穴、关元穴、气海穴。

用法和注意事项：将药物敷在以上穴位上，每个穴位贴1块敷贴胶布，每日1次，每次均换药。

【疗法2】

适应病证：外感风寒引起的腹胀。

药物：大蒜30头、葱30根。

制作方法：将大蒜和葱洗净，在砂锅内熬制1小时，去掉渣滓，将剩余的药液继续熬制成糊状药膏。

敷贴部位：神阙穴。

用法和注意事项：将膏药敷在神阙穴上，用纱布或胶布固定。每日1次。

【疗法3】

适应病证：各种原因引起的腹胀。

药物：白芥子30粒、白胡椒15粒、麝香0.9克。

制作方法：将白芥子和白胡椒混合后研磨成细末，同麝香一起混合均匀。使用时取三分之一用清水调制成糊状药膏。

敷贴部位：神阙穴。

用法和注意事项：将制好的药膏放置在神阙穴上，外覆纱布固定。每10日换药1次，每3次为1个疗程。2个疗程之间间隔1周。

◎ 预防与调理

少吃胀气食物，如面食、豆制品、红薯、土豆等。

培养良好的饮食习惯，避免边走边吃食物、边说话边吃食物等不良习惯。

保持良好的心情，避免抑郁的情绪。

维持体育锻炼，加强胃肠部的运作功能。

定期体检，及时治疗各种可能引起腹胀的疾病。

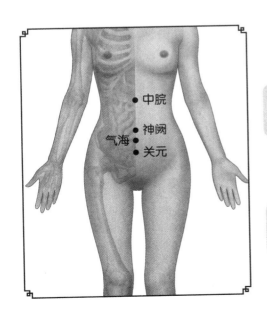

中脘
在上腹部正中线上，当脐上4寸处。

神阙
在肚脐中央处。

关元
在下腹部正中线上，当脐下3寸处。

气海
在下腹部正中线上，当脐下1.5寸处。

头痛

头痛是日常生活中常见的疾病，它可能同精神紧张、疲劳等因素有关，也可能是一些疾病的病症反应，如脑膜炎、脑震荡、颅内出血、高血压、心力衰竭、神经衰弱等。

◎ 诱发因素

饮食不当。过量食用咖啡、酒精等刺激性食物，或长期食用腌制、烧烤等不健康食品。

缺乏睡眠。睡眠是脑部最好的休息，如果缺乏睡眠就可能引起头痛。

生活压力过大、情绪紧张，会造成脑部血液循环加快。

气候变化。气温的变化，容易导致气血运行障碍。

某些药物，如抗高血压或心脏病的药物，以及避孕药等。

激素变化，如女性月经期易患头痛。

◎ 敷贴疗法

【疗法1】

药物：蝎子21条，地龙6条，蝼蛄3个，五倍子15克，生南星、生半夏、白附子各30克，木香9克。

制作方法：将上述所有药物研磨成细末，混合均匀后加入药量一半的面粉混合，再加入酒调制成糊状后制成饼状药饼即可。

敷贴部位：太阳穴。

用法和注意事项：将药物制成的药饼敷在太阳穴上，用纱布固定。

【疗法2】

药物：白附子3克、葱白15克。

制作方法：将白附子研磨成细末，葱白捣成泥状，再与白附子混合捣成糊状。

敷贴部位：太阳穴。

用法和注意事项：每次取黄豆粒大小的膏药敷在太阳穴上，

用纱布或胶布固定。每次1小时。

◎ 预防与调理

避免过多食用咖啡、辣椒等刺激性食物；避免食用可以造成血管痉挛的食物，如奶酪、鸡肝、沙丁鱼等。

避免长时间劳累，注意劳逸结合。

规律运动，增强抵抗力。

谨慎使用避孕药、减肥药等药物。

经常进行颈部、肩部的小运动，避免长时间保持同一姿势。

女性在月经期要多喝水，帮助身体排毒，避免毒素的堆积。

营造安静的生活环境，使情绪得以放松。

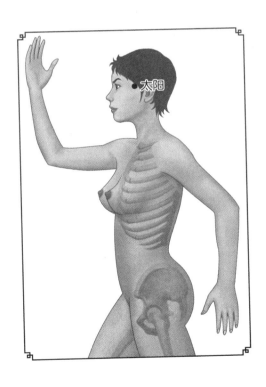

太阳

太阳

在眉梢与目外眦之间向后约1寸处凹陷中。

高血压

高血压是最常见的心脑血管疾病之一，它是指动脉血压持续超出正常值的一种慢性疾病，一些高血压患者会伴有其他的心脑血管疾病以及糖尿病、肾脏疾病等并发症。

◎ 诱发因素

遗传因素。大多数的高血压患者都有家族病史。

肥胖。肥胖人群的血管受到的压力较大，容易引发高血压。

年龄的增长也是造成高血压发病的原因之一。通常40岁以上人群血管老化较为严重，易患高血压。

某些药物，如避孕药等。

饮食不当。高盐的饮食是高血压的常见诱因之一。

大部分的心脑血管疾病。

◎ 敷贴疗法

【疗法1】

药物：吴茱萸、川芎各50克，麝香壮骨膏适量。

制作方法：将吴茱萸、川芎磨成细末后混合均匀，每次取5～10克使用。

敷贴部位：神阙穴。

用法和注意事项：将药物粉末敷在神阙穴上，用麝香壮骨膏固定。每3日换药1次，一个月为1个疗程。

【疗法2】

药物：吴茱萸30克。

制作方法：将药物研磨成细末，用醋调制成糊状。

敷贴部位：涌泉穴。

用法和注意事项：将糊状药物敷贴在涌泉穴上，用纱布或胶布固定。每日换药1次，一般1天内即可见疗效。

【疗法3】

药物：桃仁、杏仁各12克，栀子3克，胡椒7粒，糯米14粒。

制作方法：将药物研磨成细末，加入一个鸡蛋的蛋清调制成糊状，每次使用1/3的药量。

敷贴部位：涌泉穴。

用法和注意事项：将糊状药物敷贴在涌泉穴上，用纱布或胶布固定。每天夜晚进行敷贴，白天去除。每日敷贴1次，每次只敷贴一边的涌泉穴，双脚交替进行敷贴，6次为1个疗程。

◎ 预防与调理

注意调理饮食，低盐、低脂，多吃素食、鱼类和富含钾离子的食物，如香蕉、山楂、苹果等。

采取和缓的运动方式进行锻炼，如打太极拳、慢跑、快步走、游泳等。

注意生活起居，随气候变化增减衣物，特别要注意在寒冷的季节注意保暖。

调节情志，避免大悲大喜，避免情绪剧烈变化。

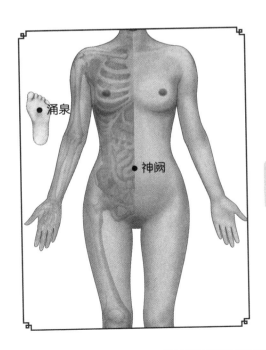

涌泉

神阙

神阙

在肚脐中央处。

涌泉

在足底（去趾）前1/3处，足趾跖屈时呈凹陷中央。

便秘

便秘是指机体正常的排便功能发生紊乱,排便周期延长,同时还会伴有大便干燥、秘结,排便困难、腹胀等症状。除了直接影响患者的日常生活外,便秘还会造成毒素在体内堆积。如果长期患有便秘,就有可能影响其他脏器的正常运行。对于爱美的人士来说,便秘还是美容『杀手』,可能会诱发皮肤疾病、肥胖等。

◎ 诱发因素

饮食不当。食物中膳食纤维含量过少或辛辣刺激的食物过多。

体力虚弱,气血两亏,排便时推动力不足。

没有养成良好的排便习惯。

长期服用某些药物,如氢氧化铝等。

不良情绪导致血管收缩。

某些疾病,如肠炎等。

◎ 敷贴疗法

【疗法1】

药物:肉苁蓉30克。

制作方法:将药物研磨成细末,在砂锅中炒热之后,放置在干净的棉布袋中制成药袋。

敷贴部位:神阙穴。

用法和注意事项:将药袋趁热敷贴在神阙穴上,用胶布或绷带固定。每日1次。

【疗法2】

药物:杏仁20克。

制作方法:将杏仁研磨成细末,同葱白、食盐一同捣烂制成泥状药膏待用。

敷贴部位:神阙穴。

用法和注意事项:将药膏敷贴在神阙穴上,用胶布或纱布绷带固定。每日1次。

【疗法3】

药物:芒硝60克,川大黄30克,枳实、皂角、厚朴各20克,冰片10克。

制作方法：将所有药物研磨成细末，混合均匀后加入适量的蜂蜜，调制成药膏待用。

敷贴部位：神阙穴。

用法和注意事项：将药膏敷贴在神阙穴上，用胶布或纱布绷带固定。每2日换药1次。

【疗法4】

药物：大戟3克，大枣3～5个。

制作方法：大戟研磨成细末；大枣煮熟之后去掉枣核，同大戟一起捣烂制成药膏待用。

敷贴部位：神阙穴。

用法和注意事项：将药膏敷贴在神阙穴上，用胶布或纱布绷带固定。

◎ 预防与调理

合理饮食，清淡为主，粗细搭配，补充足够的膳食纤维，多饮水。

加强锻炼，增强体质。可以通过按摩腹部等方法促进胃肠道运作，强化胃肠功能。

养成良好的排便习惯，最好能定时排便，形成排便刺激。

调节情绪，消除不良情绪的影响。

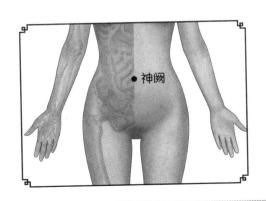

●神阙

神阙

在肚脐中央处。

肾炎

肾炎是常见的肾脏疾病之一，主要症状是肾脏功能受到损害，出现少尿、无尿甚至血尿等症状。肾炎如果不及时医治，可能会转化为慢性肾衰竭，或诱发高血压等疾病，十分危险。

◎ 诱发因素

感染性疾病，如各种急性或慢性的感染。

机体气血两虚，血容量不足。

患糖尿病、高血压、肝脏疾病等疾病。

饮食不当。长期食用高蛋白、高脂肪的食物。

体质较弱，身体机能运行不畅，免疫力低下。

◎ 敷贴疗法

【疗法1】

药物：生姜2片、大蒜3瓣、葱头3个。

制作方法：将生姜、大蒜、葱头一同捣烂制成泥状药膏。

敷贴部位：神阙穴。

用法和注意事项：将药膏敷贴在神阙穴上，用胶布或纱布、绷带固定，敷贴时在其上覆盖热水袋，进行热敷。每日3次。

【疗法2】

药物：甘草、甘遂各20克。

制作方法：将所有药物研磨成细末，用凡士林调制成糊状药膏待用。

敷贴部位：神阙穴。

用法和注意事项：将药膏敷贴在神阙穴上，用胶布或纱布绷带固定。

◎ 预防与调理

加强锻炼，提高身体抵抗力，增强体质。

饮食合理搭配，清补营养，改变高蛋白、高脂肪的饮食习惯。

调节情志，放松心情，减小自身压力。

预防或治疗各种感染性疾病。

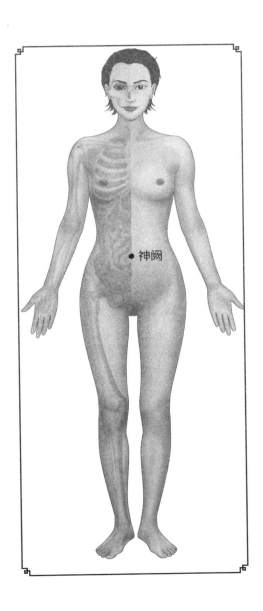

神阙
在肚脐中央处。

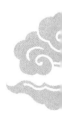

◎ 诱发因素

体质虚寒等因素至脾胃损伤，造成肠道功能运作失常。

饮食不卫生，造成细菌感染。

饮食不当。长期食用刺激性食物或暴饮暴食，造成胃黏膜损伤，诱发肠道感染。

日常生活不注意卫生，通过生活用品或公共设施被感染。

疲劳过度，免疫力低下。

◎ 敷贴疗法

【疗法1】

药物：苦参8克。

制作方法：将药物烘干后研磨成细末，用温开水调制成糊状药膏待用。

敷贴部位：神阙穴。

用法和注意事项：将药膏敷贴在神阙穴上，用胶布或纱布、绷带固定。每日换药1次。

【疗法2】

药物：大蒜1头。

制作方法：将大蒜捣烂制成泥状药膏。

敷贴部位：涌泉穴。

用法和注意事项：将药膏敷贴在双脚涌泉穴上，覆盖纱布后用胶布固定。每日1次。

【疗法3】

药物：吴茱萸适量。

制作方法：将药物研磨成细末待用。

痢疾

痢疾是春夏季多发的一种肠道疾病，它的主要症状是腹痛、腹泻、发热、大便出血等，严重时会出现昏厥等症状。痢疾如果不能及时治疗，转为慢性痢疾，持续时间长达两个月以上，就会对患者的健康造成较大的危害，导致贫血、疲劳等症状的出现。

敷贴部位：神阙穴。

用法和注意事项：将药粉敷贴在神阙穴上，覆盖纱布后用胶布固定。

◎ 预防与调理

加强个人卫生管理，勤洗手，避免感染。

注意饮食卫生，不吃不洁净的食物，不吃腐烂变质的食物。

加强锻炼，提高人体抵抗力。

培养良好的饮食习惯，定时定量，营养搭配，避免刺激胃肠道。

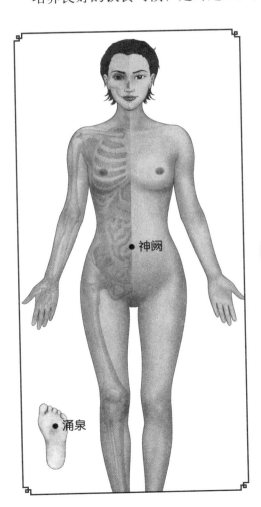

神阙

在肚脐中央处。

涌泉

在足底（去趾）前1/3处，足趾跖屈时呈凹陷中央。

47

呕吐

呕吐在日常生活中十分常见，它可能同多种疾病有关，如常见的消化道疾病等。但也可能只是消化不良导致的胃肠道反应，并没有实质性病变。如果呕吐物过多，就有可能造成失水，还有可能损伤消化道。

◎ 诱发因素

饮食不当。暴饮暴食，食物无法完全被胃肠道消化。长期吃辛辣、刺激、油腻或冰凉的食物，损伤胃部黏膜，导致脾胃失调。

胃肠道感染，如肠炎、胃炎等。

患胆结石、胰腺炎、脑膜炎等疾病。

身体内分泌失调，代谢障碍。

食物中毒。

◎ 敷贴疗法

【疗法1】

药物：吴茱萸适量。

制作方法：将药物烘干，研磨成细末，用黑醋调制成药膏待用。

敷贴部位：神阙穴。

用法和注意事项：将药膏敷贴在神阙穴上，覆盖纱布后用胶布固定。

【疗法2】

药物：半夏20克，生姜适量。

制作方法：将半夏研磨成细末，与生姜一同捣烂制成泥状药膏待用。

敷贴部位：神阙穴。

用法和注意事项：将药膏敷贴在神阙穴上，覆盖纱布后用胶布固定。

【疗法3】

药物：大黄、丁香、甘草各20克。

制作方法：将所有药物研磨成细末，过100目筛，混合均匀。

敷贴部位：神阙穴。

用法和注意事项：将药粉敷贴在神阙穴上，覆盖塑料薄膜后用胶布固定。每日换药1次。

【疗法4】

药物：吴茱萸、半夏各30克。

制作方法：将所有药物研磨成细末，混合均匀，同生姜汁一同调制成药膏待用。

敷贴部位：神阙穴。

用法和注意事项：将药膏敷贴在神阙穴上，用胶布固定。每日换药1次。

◎ 预防与调理

注意饮食卫生，不要吃不洁净的食物，避免食物中毒。

培养良好的饮食习惯，不暴饮暴食，不过食刺激性食物，避免造成胃肠功能紊乱。

积极治疗可能引起呕吐的疾病。

发生呕吐之后要多喝水，补充机体丢失的水分，必要时可以喝一些淡盐水，避免电解质代谢紊乱。

呕吐后的饮食要以清淡的食物为主，如清粥、挂面等，注意补充营养。

如果呕吐较严重，应立即到医院进行诊治。

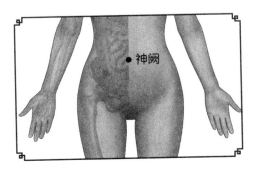

● 神阙

神阙

在肚脐中央处。

支气管炎

支气管炎是由于气管、支气管黏膜发炎而产生的疾病，支气管炎患者的主要症状是咳嗽，可伴有咳痰、喘息等症状。支气管炎如果不及时医治，可能会并发阻塞性肺气肿、慢性肺源性心脏病等。

◎ 诱发因素

气候寒冷，机体受风、受寒。

压力过大、劳累过度、营养不良等原因导致免疫力低下，易被细菌和病毒感染。

过敏，如粉尘、烟雾等过敏原的刺激是引起支气管炎的原因之一。

其他呼吸道感染，从体内感染支气管。

气候干燥，喝水较少，造成机体缺水。

◎ 敷贴疗法

【疗法1】

药物：五倍子、五味子各30克。

制作方法：将所有药物研磨成细末，同蜂蜜一同混合均匀，制成糊状药膏待用。

敷贴部位：神阙穴。

用法和注意事项：将药膏贴在神阙穴上，覆盖纱布后用绷带或胶布固定。该疗法特别适合咳嗽较重的支气管炎患者使用。

【疗法2】

药物：消喘膏（中成药）。

敷贴部位：大椎穴、天突穴、肺俞穴、膻中穴。

用法和注意事项：将药膏贴在以上穴位上，覆盖纱布后用绷带或胶布固定，该疗法可作为三伏贴，在每年夏季伏天开始第1天敷贴，连续敷贴3年，特别适用于慢性支气管炎的患者使用。

◎ 预防与调理

注意气候变化，注意防寒，避免受风感染。

积极治疗机体其他的感染性疾病。

保持良好的家庭环境卫生，室内空气流通新鲜。

通过腹式呼吸锻炼呼吸道，提高呼吸道抵抗力。

控制和消除各种有害气体和烟尘。

清淡饮食，忌辛辣、荤腥，戒烟、戒酒，避免造成呼吸道分泌物增加，导致病毒、细菌的生长繁殖，诱发支气管炎或导致疾病进一步恶化。

加强体育锻炼，提高机体免疫力，提高呼吸道的抵抗力，防止上呼吸道感染。

劳逸结合，避免身体过度劳累。

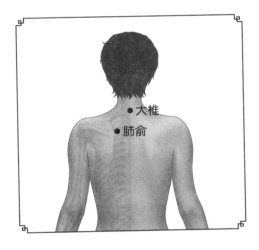

肺俞
在第三胸椎棘突下，旁开1.5寸处。

大椎
后正中线上，在第七颈椎棘突下凹陷中。

天突
在颈部前正中线上，胸骨上窝中央。

膻中
在胸部正中线上，平第四肋间处。

神阙
在肚脐中央处。

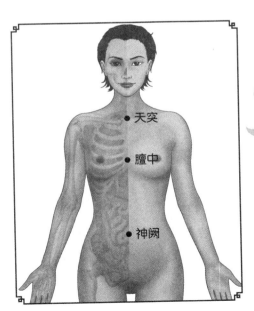

肺炎

肺炎是肺部被细菌或病毒感染所造成的炎症，它的主要症状是高热不退、咳嗽、胸痛、呼吸困难、咯痰、咯血等。肺炎如不及时医治，可造成支气管扩张症或肺积水等。肺炎如反复发作，可能诱发肺癌等危险性较高的疾病，威胁患者的健康。

◎ 诱发因素

体质虚弱，免疫力低下。如老人、孩子等，都是肺炎的易感人群。

气温骤变，人体外感风寒。

体质湿热过盛，造成气血失调。

其他传染性疾病的感染。

压力过大，或者情绪失调，影响内分泌，进而影响自身抵抗力。

饮食不当。食用刺激性食物对血管形成刺激。

患有其他慢性疾病，如高血压等。

◎ 敷贴疗法

【疗法1】

药物：葱白、艾叶各6克。

制作方法：将所有药物一同捣烂，制成泥状药膏。

敷贴部位：神阙穴。

用法和注意事项：将药膏贴在神阙穴上，覆盖纱布后用绷带或胶布固定，每日1次。

【疗法2】

药物：白毛夏枯草、青蒿各30克。

制作方法：将所有药物一同捣烂，制成泥状药膏。

敷贴部位：神阙穴。

用法和注意事项：将药膏贴在神阙穴上，覆盖纱布后用绷带或胶布固定，每日1次。

◎ 预防与调理

注意防寒保暖，避免风寒感染。

加强锻炼，调理饮食，提高机体免疫力。

积极治疗各种慢性疾病。

饮食合理搭配，清淡为主，粗细结合。

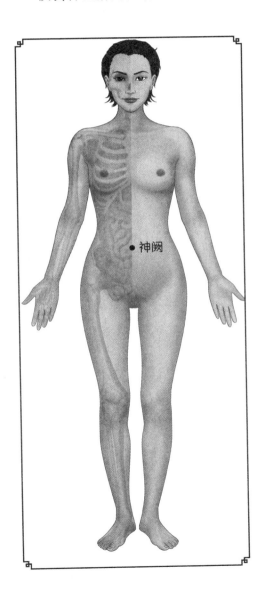

神阙

神阙
在肚脐中央处。

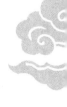

乳腺增生

乳腺增生是常见的女性外科疾病，它是由内分泌失调引起的乳房疾病，常见于青年或中年妇女。它的主要症状为乳房周期性疼痛，通常在每个月的月经前加剧，严重的甚至可能会引起上半身其他部位的疼痛，如肩背部，手臂等。

◎ **诱发因素**

情绪失调。情绪是乳腺增生的最大诱因，负面的情绪会导致人体肝气郁结，造成气血运行失常，影响内分泌。

高龄未婚未育的女性及高龄产妇是乳腺增生的高发人群，这类型人群体内的激素分泌容易出现异常。

性生活较少，对乳房的刺激较少，造成某些激素的分泌减少。

多次人工流产使得乳腺组织萎缩，容易形成增生。

长期服用避孕药等药物，影响激素分泌。

◎ **敷贴疗法**

【疗法1】

药物：金黄散（中成药）。

制作方法：将金黄散研磨成细末，用凡士林调制成糊状药膏待用。

敷贴部位：患处。

用法和注意事项：将调和好的药膏敷贴在患处，用纱布固定。每2日换药1次，每2周为1个疗程。

【疗法2】

药物：芒硝60克，生南星、蜂房各20克。

制作方法：将所有药物研磨成细末，用适量的凡士林调制成糊状药膏待用。

敷贴部位：患处。

用法和注意事项：将调和好的药膏敷贴在乳腺增生处，用纱布或胶布固定。每日换药1次，直到痊愈为止。

◎ 预防与调理

保持好心情，避免不良情绪的出现。

控制雌激素的摄入，如尽量避免使用口服避孕药及含有雌激素的美容产品等。

保持良好的生活习惯，提高自身免疫力。

饮食调节，多吃含碘元素丰富的食物。

维持良好的性生活，促进内分泌平衡。

避免多次流产。

痔疮

痔疮是常见的疾病之一，是肛门底部形成了静脉团的一种疾病，常伴有便血、疼痛、排便困难等症状，严重的可能会导致人体缺铁、缺血，形成坏死、感染等，甚至可能会引起经脉败血症等并发症，危及生命。

◎ 诱发因素

饮食不当。纤维素摄入过少，长期食用过于辛辣、油腻、肥厚的食物，对肠道造成刺激。

不良的排便习惯。如在如厕时看书、看报，造成如厕时间过长，对肛门形成长时间的刺激；排便时用力过猛，加重肛门的负担。

便秘。长期的便秘造成毒素在肠道内堆积，不但影响肠道的正常工作，而且压迫肠道，影响血液循环，长此以往，造成肛门静脉血管运行障碍。

脾胃功能较弱，食物无法完全吸收，过多的残渣运输到肠道，加重了肠道的负担。

某些慢性疾病，如肛肠炎、结肠炎、慢性肝炎、肝硬化等。

◎ 敷贴疗法

【疗法1】

药物：儿茶15克、冰片5克、炙轻粉7.5克、龙骨10克。

制作方法：将所有药物研磨成细末，混合均匀（最后加入冰片）后，用清水调制成糊状药膏待用。

敷贴部位：患处。

用法和注意事项：使用时，将糊状药物敷贴在患处，用纱布或胶布固定。

【疗法2】

药物：冰片、大黄、黄柏各20克。

制作方法：将所有药物研磨成细末，混合均匀（最后加入冰片）后，用清水调制成糊状药膏待用。

敷贴部位：患处。

用法和注意事项：使用前，先用温水清洗肛门，然后将糊状药物敷贴在患处，用纱布或胶布固定。每天换药2次。

◎ 预防与调理

加强体育锻炼，增强机体免疫力，可适当地进行提肛等肛门运动。

积极治疗便秘，避免造成痔疮等疾病。

定期体检，治疗可能造成痔疮的疾病，如结肠炎、肝硬化等。

养成良好的排便习惯，排便时避免时间较长，最好控制在3分钟以内；排便时避免用力过猛，最好能够养成定时排便的习惯。

调理饮食，多喝水，多吃新鲜蔬菜、水果，合理搭配。

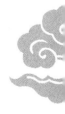

颈椎病

颈椎病是现代人常见的骨科疾病，尤其是办公室一族，更是常常被颈椎病所困扰。颈椎病是因颈椎发生异常而导致颈肩疼痛的一种疾病，通常随着病情的发展，疼痛会蔓延到上肢部位或头部，严重者可能蔓延到下肢，造成行走困难甚至瘫痪。部分患者还会出现头晕等症状，严重地影响了患者的日常生活。

◎ 诱发因素

长期保持同一姿势，如长期低头写作、长期看电脑等，使得颈椎长期处于同一运动状态，造成劳损。

头颈部的外伤可能会损伤颈椎。

肝肾虚弱，造成人体气血不足，使血液循环受到影响。

对颈椎造成刺激的不正确姿势，如长期高枕，躺着看书、看电视等。

风寒、风湿刺激，导致人体血管痉挛，使得血液循环障碍。

某些面部疾病，如中耳炎、咽喉炎、牙周炎等。

◎ 敷贴疗法

【疗法1】

药物：生川乌、生草乌、松香各100克，独活200克，桑寄生、川芎各220克，乳香、没药、白芥子各260克，桃仁、红花各400克，骨碎补、花椒、皂刺各300克，当归须500克，生大黄600克，北细辛160克，冰片50克。

制作方法：将所有药物干燥后研磨成粉末，过80目筛后装入适量大小的布袋中封口制成药物布袋待用。

敷贴部位：颈椎处阿是穴。

用法和注意事项：患者俯卧，将药物袋放置于患者的颈椎位置，再将热水袋放在药物袋上进行热敷。每次40分钟左右，每日2次，20天为1个疗程。每袋药可连用10次。

【疗法2】

药物：香附、苍术、没药各5克。

制作方法：将所有药物干燥后研磨成粉末，用75%的酒精调制成糊状或饼状。

敷贴部位：颈椎处阿是穴。

用法和注意事项：患者俯卧，将药膏敷贴在颈椎疼痛位置，用纱布或胶布固定。

【疗法3】

药物：白花蛇10克，麝香1.5克，肉桂、乳香、没药、草乌、川椒、白芥子、川乌各5克，冰片适量。

制作方法：将白花蛇焙黄，没药、乳香去油，然后将所有药物干燥后研磨成粉末待用。

敷贴部位：大椎穴、肩井穴、颈椎阿是穴。

用法和注意事项：患者俯卧，将药膏敷贴在大椎穴、肩井穴及颈椎处疼痛位置，用纱布或胶布固定。每周换2次药，一个月为1个疗程。

◎ 预防与调理

避免长期保持同一姿势，1小时左右活动一下肩颈部位，保持颈椎活力。

保持良好的姿势，不躺着看书等，避免对颈椎造成压迫。

进行运动时做好预防措施，防止颈椎损伤。

注意保暖，避免肩颈部位受寒。

加强锻炼，提高机体免疫力。

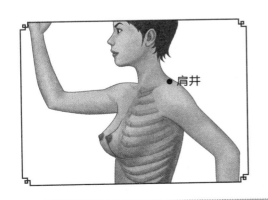

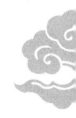

肩井

在肩上，当大椎与肩峰连线中点处。

肩关节周围炎

肩关节周围炎就是我们常说的肩周炎，它的主要症状是肩关节疼痛、活动不畅。肩关节周围炎通常发生于40岁以上的人群，但近年来有发病年龄越来越低的趋势。肩关节周围炎通常夜间、天气变化、劳累时会有疼痛加重的表现。

◎ 诱发因素

随着年龄的增长，人体软组织逐渐衰老，肩关节周围的肌肉组织对外界的承受力逐渐减弱。

长期不良姿势造成了肩关节的损伤。

长期过度的活动，造成肩关节损伤，导致其功能异常。

由于其他疾病，如颈椎病、心肺疾病等造成肩部疼痛，长此以往转化为肩关节周围炎。

◎ 敷贴疗法

【疗法1】

药物：川乌、草乌、细辛、樟脑各90克，冰片10克。

制作方法：将川乌、草乌、细辛、樟脑、冰片研磨成粉末过筛后混合均匀，使用时取适量加入黑醋调制成糊状药膏。

敷贴部位：肩部阿是穴。

用法和注意事项：将调和好的药膏敷贴在肩部疼痛点（阿是穴）上，以5～7毫米厚为宜，用纱布固定，再用热水袋热敷该部位。每日一两次。

【疗法2】

药物：三七1克，红花、川乌、草乌、桂枝、牛膝各5克，当归、鸡血藤、透骨草、川大活各10克，粗盐750克。

制作方法：将所有药物同粗盐一起翻炒，炒热后放入棉布袋中封口，制成药布袋待用。

敷贴部位：肩髎穴、肩贞穴、肩髃穴、曲池穴、外关穴。

用法和注意事项：将药布袋敷贴在以上穴位，如药袋过烫，可加隔热层如棉布等，减少刺激。每次热敷20～30分钟，每日

1次。

◎ 预防与调理

注意防寒保暖，避免肩颈部位受风受损。

活动时注意做好防护，避免肩关节外伤。

随着年龄的增长，增加营养，多吃鸡蛋、豆制品、骨头汤等，增强骨骼强度。

坚持锻炼，选择可以活动骨骼的运动方式。

定期体检，及时发现和治疗可能引起肩关节周围炎的疾病。

肩髃

在肩峰后下方，上臂外展平举时，当肩穴后约1寸凹陷中。

肩髎

当臂外展时，于肩峰后下方呈现凹陷处。

肩贞

臂内收，腋后纹头上1寸。

曲池

屈肘成直角，在肘横纹桡侧端与肱骨外上髁连线中点处。

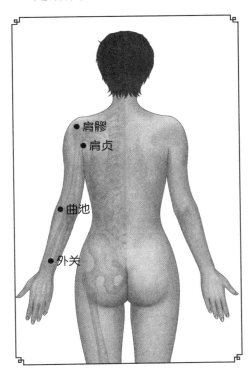

外关

在阳池与肘尖的连线上，腕背横纹上2寸，尺骨与桡骨之间。

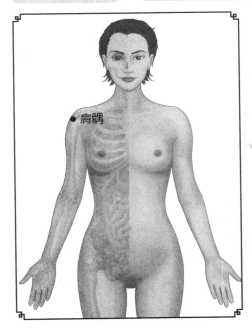

腰肌劳损

腰肌劳损是现代常见的腰部疾病，其症状为腰部一侧或两侧隐痛，反复发作，劳累时或气候变化时疼痛加重。

◎ 诱发因素

长期保存同一姿势，致使血液循环不畅。

劳累过度。

运动失误，姿势不当，造成外伤。

女性长期穿高跟鞋。

由于多次流产或其他原因造成肾气不足。

◎ 敷贴疗法

【疗法1】

药物：杜仲、肉桂、桂枝、马钱子、牛膝各30克，生川乌20克，生姜500克。

制作方法：将所有药物研磨成细末，加入适量的酒和蜂蜜调制成糊状药膏待用。

敷贴部位：命门穴、腰阳关穴、肾俞穴、承山穴。

用法和注意事项：将药膏敷贴在以上穴位上，覆盖塑料薄膜后用纱布或胶布固定。每一两日换药1次，14日为1个疗程。

【疗法2】

药物：附子30克。

制作方法：将附子研磨成细末，加入白酒调制成糊状药膏待用。

敷贴部位：涌泉穴。

用法和注意事项：将药膏敷贴在涌泉穴上，覆盖塑料薄膜后用纱布或胶布固定。

【疗法3】

药物：延胡索、五味子、附子、肉桂各12克，杜仲、牛膝各10克，羌活8克，桂枝8克，樟脑3克。

制作方法：将所有药物研磨成细末，混合均匀后加入凡士林调制成药膏待用。

敷贴部位：命门穴、腰眼穴、丹田穴、委中穴。

用法和注意事项：将药膏敷贴在以上穴位上，覆盖塑料薄膜后用纱布或胶布固定。每2日换药1次，14日为1个疗程。

◎ 预防与调理

保持良好的姿势，纠正各种不良姿势，减轻腰部负担。

坚持体育锻炼，增强肌肉、韧带韧性。

避免长时间保持同一姿势，每隔一段时间要运动一下。

调理肾脏、补肾气，从根本上调节气血。

劳逸结合，增强免疫力。

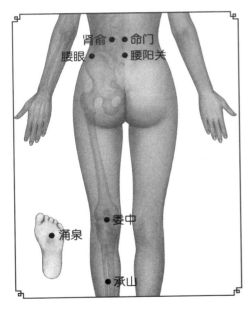

命门
第二腰椎棘突下凹陷中。

腰阳关
后正中线上，第四腰椎棘突下凹陷中，约与髂嵴相平。

肾俞
在第二腰椎棘突下，旁开1.5寸处。

承山
在小腿后面正中，委中与昆仑之间，当伸直小腿或足跟上提时，腓肠肌肌腹下出现尖角凹陷处。

涌泉
在足底（去趾）前1/3处，足趾跖屈时呈凹陷中央。

腰眼
在第四腰椎棘突下，旁开3.5寸凹陷中。

丹田
在下腹部，前正中线上，脐中下3寸处。

委中
在横纹中点，股二头肌肌腱与半腱肌肌腱的中间。

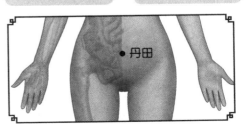

急性腰扭伤

急性腰扭伤是常见的一种疾病，就是常说的『闪腰』，它是指由于各种突发情况导致腰部软组织受伤，造成腰腹部疼痛，无法正常活动的疾病。

◎ 诱发因素

运动前没有进行准备活动，使得腰部突然负重。

活动时姿势不当，造成腰部软组织过度拉伸，如搬重物时姿势不正确等。

劳累过度。长期从事损伤软组织的活动或工作，造成腰部劳损。

突发情况，如突然摔倒、扭伤等。

◎ 敷贴疗法

【疗法1】

药物：大黄20克、生姜适量。

制作方法：将生姜洗净切碎榨成生姜汁，大黄研磨成细末。将生姜汁同大黄混合均匀，调制成药膏待用。

敷贴部位：扭伤处。

用法和注意事项：将药膏敷贴在扭伤的部位，约5毫米厚即可，覆盖塑料薄膜后用纱布或胶布固定。每12小时换药1次。

【疗法2】

药物：韭菜20克、樟脑10克。

制作方法：将韭菜和樟脑一同捣成泥状，搅拌均匀待用。

敷贴部位：扭伤处。

用法和注意事项：将药膏敷贴在扭伤的部位，用纱布或胶布固定。每日换药1次。

【疗法3】

药物：金黄散10克、逐瘀散10克。

制作方法：将两种药物混合均匀，调制成糊状药膏待用。

敷贴部位：扭伤处。

用法和注意事项：将药膏敷贴在扭伤的部位，用纱布或胶布固定。每日换药1次。

◎ 预防与调理

运动时注意做准备活动，运动姿势要标准，避免外伤。

加强体育锻炼，增强关节活力。

劳逸结合，避免长时间从事有损腰部的活动，或活动后注意及时休息。

进行搬重物等危险活动时要量力而行，姿势要正确，避免扭伤。

肋软骨炎

肋软骨炎是指发生在肋软骨部位的炎症，患者肋软骨处会有疼痛感，部分患者见肿大隆起，咳嗽或活动时疼痛会加剧。严重者疼痛会向上肢位置或背部扩散，影响患者正常的工作和生活。

◎ 诱发因素

过度劳累，造成机体免疫力低下，易被风热侵袭。

精神压力过大，精神长期处于紧张或抑郁的状态，免疫力低下。

外伤造成，如搬运重物时胸部挤压造成关节软骨的损伤。

胸部慢性劳损。

感冒病毒感染。

◎ 敷贴疗法

【疗法1】

药物：云南白药（中成药）。

制作方法：取云南白药1～2克，用75%的酒精调制成糊状药膏待用。

敷贴部位：患处。

用法和注意事项：将药膏敷贴在患处，用纱布或胶布固定。每3日换药1次，连用3次左右。

【疗法2】

药物：生蒲黄、五灵脂各20克。

制作方法：将药物研磨成细末，用米醋一起调制成糊状药膏待用。

敷贴部位：患处。

用法和注意事项：将药膏敷贴在患处，用纱布或胶布固定。每日1次。

【疗法3】

药物：新癀片（中成药） 5～10片。

制作方法：将新癀片研磨成细末，用米醋一起调制成糊状药膏待用。

敷贴部位：患处。

用法和注意事项：将药膏敷贴在患处，用纱布或胶布固定。每日1次，连用10日。

◎ 预防与调理

加强预防，避免感冒病菌的感染。

坚持体育锻炼，提高自身免疫力。

注意天气变化，及时增减衣物，注意防寒。

劳逸结合，避免过度劳累。

运动时要量力而行，避免过度运动造成外伤。

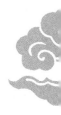

骨质增生

骨质增生是一种常见的骨科疾病，它是由于关节软骨、韧带等软组织发生病变，从而造成关节变形的疾病。骨质增生在初发阶段并不会有明显的症状，随着病情的发展，患者会逐渐出现酸痛、发麻等感觉，如果不及时医治，可能造成严重的后果，造成瘫痪。

◎ **诱发因素**

过度劳动或运动，造成软骨慢性损伤。

运动或劳动姿势不正确。

寒气侵袭体内，造成骨关节损伤。

年龄增长，骨关节老化，活力降低。

◎ **敷贴疗法**

【疗法1】

药物：川乌、川芎、红花各60克，草乌、灵仙、当归、羌活、白芷各40克。

制作方法：将所有药物研磨成细末，混合均匀后用白醋或甘油调制成糊状药膏待用。

敷贴部位：阿是穴。

用法和注意事项：将药膏敷贴在有痛感的位置，厚度4毫米左右。覆盖塑料薄膜后用纱布或胶布固定。每隔1日更换敷贴1次，5日为1个疗程，一般3个疗程即可见效。

【疗法2】

药物：川芎10克。

制作方法：将药物研磨成细末，加入黑醋调制成糊状药膏，再加入适量的凡士林调和均匀待用。

敷贴部位：患处。

用法和注意事项：将药膏敷贴在患处，厚度5毫米左右。覆盖塑料薄膜后用纱布或胶布固定。每2日换药1次，每10次为1个疗程。

【疗法3】

药物：威灵仙适量。

制作方法：将药物研磨成细末，加入米醋调制成糊状药膏待用。

敷贴部位：患处。

用法和注意事项：将药膏敷贴在患处，覆盖塑料薄膜后用纱布或胶布固定。每天1次，每20天为1个疗程。

◎ 预防与调理

避免长时间剧烈运动，以免对软组织造成损伤。

避免长时间从事重体力劳动，做到劳逸结合，保护关节组织。

运动或劳动时要保持正确的姿势，避免外伤。

饮食上多补充钙质，加强营养。

在季节变化时注意防寒保暖，避免风寒侵入关节。

踝关节扭伤

踝关节扭伤俗称崴脚，是日常生活中最为常见的骨科疾病。踝关节扭伤是由于关节在一侧运动，超过其正常的活动范围时，引起关节周围的组织撕裂，损伤等。通常踝关节扭伤后会有疼痛、酸麻感，严重者无法正常步行，如果治疗不当，可能会形成慢性关节损伤，影响正常的工作和生活。

◎ 诱发因素

踝关节扭伤最主要的诱发因素就是活动方式不当。

平时活动较少，关节灵活性不足。

以前的损伤没有痊愈，又有新的损伤。

◎ 敷贴疗法

【疗法1】

药物：五倍子适量。

制作方法：将药物研磨成细末之后过100目筛，加入黑醋调制成糊状药膏待用。

敷贴部位：患处。

用法和注意事项：将药膏敷贴在患处，以2～3毫米厚为宜，覆盖塑料薄膜后用纱布或胶布固定。每2～3日换药1次。

【疗法2】

药物：桃仁、乳香、没药、白芷各15克，大黄50克，血竭、红花各10克。

制作方法：将药物研磨成细末之后混合均匀，使用时加入少量的面粉用温开水调和。

敷贴部位：患处。

用法和注意事项：将药膏敷贴在患处，用纱布或胶布固定。每隔1日换药1次。

【疗法3】

药物：姜黄、干姜、栀子、黄柏、乳香、没药、蒲公英、生大黄等各10克。

制作方法：将药物研磨成细末之后混合均匀，加入凡士林调制成糊状药膏待用。

敷贴部位：患处。

用法和注意事项：将药膏敷贴在患处，用纱布或胶布固定。每隔1日换药1次，每3次为1个疗程。在敷药前先揉捏患处至温热，有助于药物的吸收。

◎ 预防与调理

注意运动时间和运动强度，运动一段时间后适时地进行休息，避免长期刺激关节组织。

注意活动时的方法和姿势，避免压迫踝关节组织。

在日常生活中加强腿部和足部的肌肉训练，适量地进行关节训练，维持关节的灵活性。

软组织损伤

软组织损伤是一种较为常见的骨科疾病，是指人体皮肤、皮下组织、肌肉、肌腱、关节囊等软组织由于各种原因受到伤害。它的主要症状有疼痛、肿胀、酸麻等，严重的会影响骨骼的正常功能，造成功能障碍。

◎ 诱发因素

用力过度或长时间保持同一姿势用力造成劳损。

运动或劳动姿势不当。

自身骨骼软组织活力较弱，容易被损伤。

◎ 敷贴疗法

【疗法1】

药物：生栀子10克、生石膏30克、桃仁9克、红花12克、土鳖虫6克。

制作方法：将药物研磨成细末之后混合均匀。使用时取适量用75%酒精浸湿，放置1小时左右以后，再用适量的植物油调制成糊状药膏待用。

敷贴部位：患处。

用法和注意事项：将药膏敷贴在患处，用纱布或胶布固定。每隔1日换药1次。

【疗法2】

药物：乳香、没药、山栀、雄黄各30克。

制作方法：将药物研磨成细末之后混合均匀，用绿皮鸭蛋的蛋清调制成糊状药膏。如果药膏干燥，可以使用高度白酒浸泡，泡软后可以继续使用。

敷贴部位：患处。

用法和注意事项：将药膏敷贴在患处，用纱布或胶布固定。每隔1日换药1次。需要注意的是使用该药敷贴时，皮肤会出现青紫色及轻微的瘙痒，停止用药之后这些不良反应均会消失。

【疗法3】

药物：生栀子30克，生韭菜适量。

制作方法：将生栀子和生韭菜一起捣成泥状，用鸡蛋清调制成糊状药膏待用。

敷贴部位：患处。

用法和注意事项：将药膏敷贴在患处，厚2～4毫米即可，用纱布或胶布固定。每日换药1次。

◎ 预防与调理

运动前进行热身运动，避免运动损伤。

运动要适量，避免对骨骼造成较长时间的刺激。

运动强度要与自己的承受度相适应，不要一味地挑战高强度动作。

选择正确的运动姿势，做好自我保护措施。

避免长时间保持同一姿势，保持骨骼的灵活度。

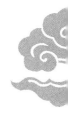

足跟骨刺

足跟骨刺即机体足跟部位有针刺感，是由于足跟骨质增生所形成的。它的主要症状是足跟疼痛，在步行时或按压时尤为严重，因此患者走路时脚跟往往不敢用力，极大地影响了患者的正常生活。

◎ 诱发因素

足跟外伤。

骨骼活力较差、患者年龄较大，容易发生增生等。

劳累过度、运动过量等造成骨骼劳损。

机体感染。

精神因素，不良情绪过多。

◎ 敷贴疗法

【疗法1】

药物：川芎30克。

制作方法：将药物研磨成细末，装在干净的棉布袋中。

敷贴部位：患处。

用法和注意事项：将药袋敷贴在受伤部位（可放置在鞋内足跟位置），每7日换药1次。

【疗法2】

药物：鲜苍耳叶、鲜夏枯草各20克。

制作方法：将药物捣烂制成泥状药膏。

敷贴部位：患处。

用法和注意事项：将药膏敷贴在受伤部位，覆盖塑料薄膜后用胶布固定，每日换药1次，每5次为1个疗程。

【疗法3】

药物：生南星、生半夏、生草乌、细辛各20克。

制作方法：将药物研磨成细末，混合均匀后用鸡蛋清调制成药膏待用。

敷贴部位：患处。

用法和注意事项：将药膏敷贴在受伤部位，覆盖塑料薄膜后用胶布固定，3~5日换药1次。

【疗法4】

药物：生大黄、川芎、栀子、姜黄、白蒺藜、红花、桃仁各50克，炮穿山甲、全蝎、郁金、生牡蛎各30克，冰片15克。

制作方法：将药物研磨成细末，过100目筛，混合均匀后用黑醋调制成药膏待用。

敷贴部位：患处。

用法和注意事项：将药膏敷贴在受伤部位，覆盖塑料薄膜后用胶布固定，每2日换药1次，5次为1个疗程。

◎ 预防与调理

加强运动，尤其是足部关节的活动，加强骨骼活力。

避免久站等，以免对足部造成伤害。

补充钙质，提高骨骼抵抗力。

避免外伤。

带下病

带下病是中医学中特有的概念，它是妇女阴道内的分泌物过多、过少或颜色、气味异常的统称，也就是白带异常。从西医学的角度来说，各种生殖器官炎症，如阴道炎、盆腔炎、子宫内膜炎等都可能引起带下病。

◎ 诱发因素

细菌或其他的致病微生物进入阴道，造成感染。

内分泌失调，尤其是性激素分泌异常。

性生活不节制。

长期服用避孕药等容易导致体内雌激素异常的药物。

其他妇科疾病。

◎ 敷贴疗法

【疗法1】

适应病证：脾虚型带下病。

药物：丁香、广木香各3克，吴茱萸4.5克，肉桂1.5克。

制作方法：将所有药物研磨成细末，用酒调制成浓稠状的药膏待用。

敷贴部位：神阙穴。

用法和注意事项：将药膏敷贴在神阙穴上，覆盖纱布后用胶布固定。每2日换药1次。

【疗法2】

适应病证：脾虚型带下病。

药物：党参、补骨脂各12克，炒白术15克，干姜10克，炙甘草3克，炮附子10克。

制作方法：将所有药物研磨成细末待用。

敷贴部位：神阙穴。

用法和注意事项：取适量药粉敷贴在神阙穴上，覆盖纱布后用胶布固定。每5日换药1次。

【疗法3】

适应病证：肾虚型带下病。

药物：芡实、桑螵蛸各30克，白芷20克。

制作方法：将所有药物研磨成细末，用黑醋调制成糊状药膏待用。

敷贴部位：神阙穴。

用法和注意事项：取适量药膏敷贴在神阙穴上，覆盖纱布后用胶布固定。每日1次，连续敷贴1周左右可见效。

◎ 预防与调理

饮食有节，避免生冷刺激的食物。尤其是在月经期间，更要注意补充营养，避免食用刺激性食物。

经常进行体育运动，促进血液循环。可以适当地多做下肢及下腹部的活动，帮助下身的气血运行。

节制房事。

注意私处健康，尤其是在月经期、哺乳期、妊娠期。

避免长期口服避孕药。

选择纯棉内衣裤，避免对私处造成刺激。

避免长期使用各种私处洗液，以免造成私处正常菌群失调。

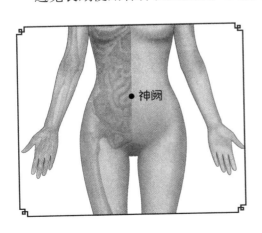

● 神阙

神阙

在肚脐中央处。

痛经

痛经是许多女性的难言之隐，对于很多女性来说，其主要症状有经期腹痛、腰痛、恶心、呕吐、发冷汗，严重的甚至可能会昏厥。不但降低了生活质量，还会影响女性正常的学习和生活。

◎ **诱发因素**

精神压力过大，长期被不良情绪所困扰，造成体内气血不畅。

经期着凉，如受风、淋雨。

饮食不节，常食生冷刺激的食物，对血管形成刺激，导致气血不畅。

遗传因素。

患某些疾病，如盆腔炎等。

◎ **敷贴疗法**

【疗法1】

药物：肉桂10克，吴茱萸、茴香各20克。

制作方法：将所有药物研磨成细末，加少量的白酒共同炒热。

敷贴部位：神阙穴。

用法和注意事项：将药粉趁热敷贴在神阙穴上，覆盖纱布后用胶布固定。每个月月经开始前连敷3天。

【疗法2】

药物：乳香、没药各20克。

制作方法：将所有药物研磨成细末，加清水调和成糊状，再捏制成圆形药饼。

敷贴部位：神阙穴。

用法和注意事项：将药饼敷贴在神阙穴上，覆盖纱布后用胶布固定。

【疗法3】

药物：苏合香丸（中成药，含白术、青木香、乌犀屑等中药）。

制作方法：将所有药物研磨成细末，加黑醋制成糊状药膏。

敷贴部位：神阙穴。

用法和注意事项：将药膏敷贴在神阙穴上，用伤湿止痛膏固定。

◎ 预防与调理

注意个人卫生，尤其是经期，常换洗贴身内裤，平时可用清水冲洗私处。

注意防寒保暖，尤其是经期。

培养良好的饮食习惯，避免食用生冷刺激的食物，尤其是经期。

舒缓心情，消除不良情绪。

加强体育锻炼，提高机体抗病能力。

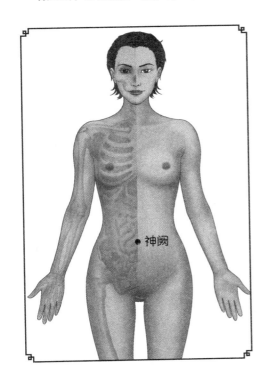

神阙

在肚脐中央处。

闭经

种常见的妇科疾病。

闭经是指女子18岁仍未来过月经，或超过3个月以上没有来月经的现象，是一

◎ **诱发因素**

精神过度紧张、抑郁。

脾胃虚弱，造成机体营养不良。

内分泌失调，激素分泌紊乱。

患有妇科疾病，如卵巢疾病、子宫疾病等。

患有其他可能会引起闭经的疾病，如肾脏疾病等。

◎ **敷贴疗法**

【疗法1】

药物：白胡椒、黄丹、火硝各9克。

制作方法：将所有药物研磨成细末待用。

敷贴部位：神阙穴。

用法和注意事项：将药粉敷贴在神阙穴上，用纱布或胶布固定。每日1次，连用3日。

【疗法2】

药物：蒲黄、五灵脂、穿山甲各2克。

制作方法：将所有药物研磨成细末待用。

敷贴部位：神阙穴。

用法和注意事项：将药粉敷贴在神阙穴上，用伤湿止痛膏固定。

【疗法3】

药物：臭梧桐皮1 500克、阿魏90克。

制作方法：将臭梧桐皮放入适量的清水中煎煮，熬出浓汁后加入阿魏，文火熬制成浓稠膏状药剂。

敷贴部位：关元穴。

用法和注意事项：将药膏敷贴在关元穴上，用纱布或胶布固

定。每日1次，每2～3日为1个疗程。

【疗法4】

药物：香附2克、桃仁1克、水蛭1条。

制作方法：将香附和桃仁研磨成细末，同水蛭一起捣烂制成泥状药膏待用。

敷贴部位：神阙穴。

用法和注意事项：将药膏敷贴在神阙穴上，用伤湿止痛膏固定。每2～3日换药1次。

◎ 预防与调理

保持心情愉快，减少不良情绪对机体的影响，培养一些兴趣爱好，如旅游、画画等。

调理饮食，多吃蛋奶类、鱼类、海鲜类等高蛋白食物；多吃新鲜的蔬菜、水果，少吃辛辣、肥腻、刺激的食物。

劳逸结合，避免疲劳过度，促进机体气血运行。

加强运动，强健体质。

避免长期使用激素类药物或激素类化妆品。

积极治疗可能引起闭经的疾病。

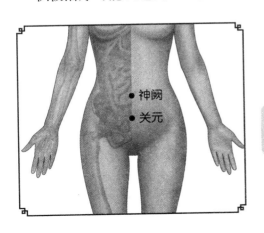

神阙
在肚脐中央处。

关元
在下腹部正中线上，脐下3寸处。

月经不调

月经不调是常见的妇科疾病，它是指月经周期或月经量发生改变，如月经周期提前、月经周期延后、月经周期延长，以及月经周期内出血量过多、过少、结块等。月经不调可能与高血压、血液病、肿瘤等疾病有关。

◎ **诱发因素**

情绪不稳定，压力过大，造成人体内分泌失调，雌激素分泌异常。

营养不良。

饮食刺激。辛辣刺激的食物导致血管收缩。

受寒，尤其是在月经期前及月经期中受寒，使得体内血管收缩，导致卵巢功能失调。

长期接触辐射物质，导致机体内分泌失调。

滥用抗生素，造成机体免疫力低下。

长期便秘，压迫子宫。

有吸烟、熬夜等不良的生活习惯。

◎ **敷贴疗法**

【疗法1】

适用病证：月经过少型月经不调。

药物：桃仁、乌药、红花、当归、肉桂、白芍、蒲黄、吴茱萸、小茴香、香附、郁金、枳壳、五灵脂、蚕砂、熟地各10克。

制作方法：将所有药物研磨成细末，混合均匀后用酒调制成糊状药膏待用。

敷贴部位：神阙穴。

用法和注意事项：将药膏敷贴在神阙穴上，用纱布或胶布固定。每2日换药1次。

【疗法2】

适用病证：脾肾两虚型月经不调。

药物：炙甘草3克、党参10克、白术7克、干姜5克、硫黄

25克。

制作方法：将所有药物研磨成细末待用。

敷贴部位：神阙穴。

用法和注意事项：每次使用200毫克药粉。将药粉敷贴在神阙穴上，盖上棉花后，用纱布或胶布固定。每5日换药1次。

【疗法3】

适用病证：特别适合伴有痛经的月经失调。

药物：乳香、广木香、没药、川牛膝、丹参、山楂、红花、白芍各15克，冰片18克。

制作方法：将所有药物研磨成细末，混合均匀后用黄酒调制成糊状药膏。

敷贴部位：神阙穴、子宫穴。

用法和注意事项：将药膏敷贴在神阙穴、子宫穴上，用纱布或胶布固定。每2日换药1次。

◎ 预防与调理

培养健康的生活习惯，不抽烟、不熬夜、不酗酒。

注意防寒保暖，尤其是在月经期间，不要吃生冷食物。

饮食搭配，补充足够的营养，可适当地多吃红枣、黑豆、乌骨鸡等滋补性食物。

调节情绪，避免不良情绪。

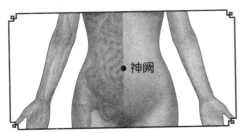

● 神阙

神阙
在肚脐中央处。

子宫脱垂

子宫脱垂是指女性患者的子宫，从正常的位置沿着阴道下降，甚至完全脱出阴道外的疾病。患有子宫脱垂的患者会有腰背疼痛、尿频、排尿不畅、月经不调、排便困难等症状伴随。子宫脱垂如果治疗不彻底，在生育时可能会导致难产等。

◎ 诱发因素

分娩造成的损伤，如分娩时造成的骨盆筋膜损伤，以及手术造成的盆腔组织拉伤、裂伤等。

哺乳期间的伤害，如过早下床、过早进行较重的体力活动。

绝经。绝经后人体的激素水平会发生巨大的改变，尤其是雌激素的分泌剧烈下降，致使盆腔组织迅速地衰老、损伤。

长期便秘，造成骨盆压力增大。

长期进行负重劳动。

运动不当，造成骨盆压力增大。

某些慢性疾病，如慢性咳嗽等，造成腹压过大。

◎ 敷贴疗法

【疗法1】

药物：蓖麻仁10克。

制作方法：将蓖麻仁同黑醋一同翻炒后研磨成细末，加入等量的热白米饭一同捣烂后捏制成药饼待用。

敷贴部位：神阙穴。

用法和注意事项：将药饼敷贴在神阙穴上，用纱布或胶布固定。每日1次，治愈为止。

【疗法2】

药物：杜仲、枳壳、蓖麻仁各30克。

制作方法：将杜仲、枳壳、蓖麻仁一起研磨成细末，混合均匀后用黑醋调制成糊状药膏待用。

敷贴部位：神阙穴。

用法和注意事项：取少量的药膏敷贴在神阙穴上，用纱布或胶布固定。每日1次，连用1周。

【疗法3】

药物：鲜蓖麻仁适量。

制作方法：将适量的鲜蓖麻仁去壳，捣烂待用。

敷贴部位：百会穴。

用法和注意事项：剃去患者百会穴上的头发，先在百会穴上放置适量厚度的消毒纱布，再将药膏隔着纱布敷贴在百会穴上，用胶布固定。每日2次，每次2～3小时，1周为1个疗程，2个疗程之间间隔2天左右。

◎ 预防与调理

注意私处卫生，尤其是孕妇在怀孕期和围产期，注意产褥的干净卫生。

产妇分娩后要充分休息，不要过早下床和进行劳动。休息时要注意姿势。

产妇产后要注意营养，多吃高蛋白等滋补食物，增强体质。

产后注意体检，如果有子宫下垂的现象，要及时治疗。

积极治疗便秘、咳嗽等慢性疾病。

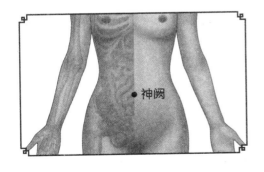

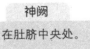

神阙

在肚脐中央处。

百会

在后发际正中直上7寸处。

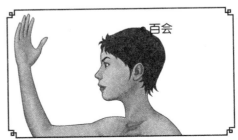

百会

妊娠呕吐

大多数妇女在妊娠期都会出现呕吐现象。怀孕三个月左右，轻微的妊娠呕吐是正常的现象。但是如果持续出现恶心、呕吐、厌食等症状，甚至出现呕血等现象，就可能是病理性妊娠呕吐。妊娠呕吐现象严重的话，会影响孕妇和其家人的正常生活。由于进食困难，对胎儿也会造成一定的影响。

◎ **诱发因素**

怀孕后内分泌失调，体内激素水平在短期内发生变化，造成脾胃失调。

怀孕后精神紧张，情绪不稳定。

缺乏维生素，尤其是缺乏维生素B_6。

饮食不当。为了补身体只吃大补的食物，造成脾胃失调。

劳累过度。

◎ **敷贴疗法**

【疗法1】

药物：生姜。

制作方法：将生姜切成片，用开水烫热待用。

敷贴部位：内关穴、足三里穴。

用法和注意事项：将生姜片趁热贴在内关穴和足三里穴位处，用伤湿止痛膏固定。每天1次，每次20小时左右，连用4～7次。

【疗法2】

药物：公丁香、砂仁、半夏各20克，生姜50克。

制作方法：将公丁香、砂仁、半夏研磨成细末，生姜榨汁。将药物细末混合均匀后用姜汁调和，用文火熬制成膏剂待用。

敷贴部位：神阙穴。

用法和注意事项：将药膏敷贴在神阙穴上，覆盖纱布后用胶布固定。每日1次。

◎ 预防与调理

调节情绪，保持心情愉快、舒适，避免紧张、忧郁等不良情绪。

创造良好、舒适、干净的室内环境。

避免异味的刺激、避免刺激味道严重的食物。

饮食以清补为主，少食多餐。

适量服用维生素B_6。

保持良好的睡眠，让身体得到充分休息。

防止便秘。

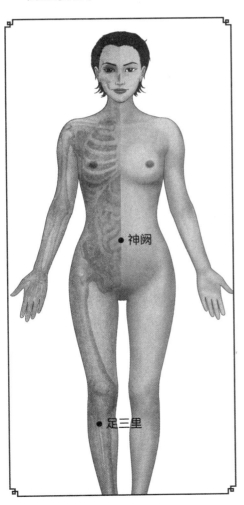

神阙
在肚脐中央处。

足三里
在小腿前外侧，当犊鼻下3寸，距胫骨前缘一横指处。

小儿夜啼

小儿夜啼是一种常见的婴幼儿睡眠障碍疾病，是指婴幼儿在夜晚有不安、哭闹等反应。患儿通常在白天没有明显的症状，但一到夜晚就开始『发作』，用哭来表达自己的情绪，不但影响家长的正常休息，也会造成自身的睡眠不足。

◎ 诱发因素

产妇身体虚弱，造成婴儿先天体质较弱。

母亲饮食不当，造成母乳呈寒性或热性，婴儿食用之后无法消化。

婴儿喝了变凉的乳品。

睡眠环境不好。

◎ 敷贴疗法

【疗法1】

适应病证：脾胃虚寒型小儿夜啼。

药物：理中丸适量（中成药，由人参、干姜、白术、甘草制成）。

制作方法：将理中丸捣成泥状，用温水调制成糊状药膏。

敷贴部位：神阙穴。

用法和注意事项：将药膏敷贴在婴儿的神阙穴上，覆盖纱布后用胶布或绷带固定。晚上敷贴，白天去除。

【疗法2】

适应病证：心热过盛型小儿夜啼。

药物：山栀子仁1粒、面粉9克、白酒5毫升。

制作方法：将山栀子仁研磨成细末，同面粉、白酒混合均匀，捏成面团待用。

敷贴部位：双手腕桡动脉搏动处。

用法和注意事项：将面团敷贴在患儿双手腕桡动脉搏动处，用纱布或胶布固定，连续敷贴24小时。

【疗法3】

适应病证：惊恐型小儿夜啼。

药物：吴茱萸10克、五倍子15克、砂仁5克、面粉15克。

制作方法：将所有药物一同研磨成细末，混合均匀后用水调制成糊状药膏待用。

敷贴部位：涌泉穴。

用法和注意事项：将药膏敷贴在患儿两足涌泉穴上，用纱布或胶布固定，每日1次。

【疗法4】

适应病证：各种类型的小儿夜啼。

药物：五倍子适量。

制作方法：将五倍子研磨成细末，用水调制成糊状药膏待用。

敷贴部位：神阙穴。

用法和注意事项：将药膏敷贴在患儿神阙穴上，用纱布或胶布固定，每日1次。

◎ 预防与调理

在怀孕期间，孕妇要注意补充自身营养，避免营养不良。

产褥期产妇要注意饮食，以免乳汁呈寒性或热性而影响婴幼儿。

建立良好的睡眠环境，被褥舒适柔软，周围无杂音。

养成良好的睡眠习惯，白天避免睡眠过多，夜晚要养成熄灯睡觉的习惯。

睡前不要过多地喂食。

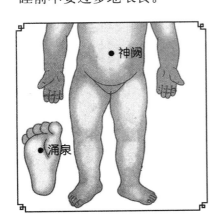

神阙	涌泉
在肚脐中央处。	在足底（去趾）前1/3处，足趾跖屈时呈凹陷中央。

小儿流涎

小儿流涎是常见的小儿疾病，通俗地说，就是儿童总是不自觉地流口水。儿童在一岁左右大多会出现不自觉地流口水的现象，这是由于其唾液分泌过多造成的，是正常的生理现象。但是如果一岁以后儿童还经常流口水的话，就有可能是某些疾病引起的，如先天性痴呆等，需要及时医治。

◎ **诱发因素**

母乳喂养时间过长，造成儿童脾胃虚弱。

喂食不当，如添加辅食不当等，造成婴幼儿脾胃损伤。

经常揉捏婴幼儿腮部，造成婴幼儿腮腺损伤，无法固摄唾液。

口腔炎症。

某些疾病，如脑瘫、先天性痴呆、先天性甲状腺功能低下等。

◎ **敷贴疗法**

【疗法1】

药物：生南星50克。

制作方法：将生南星研磨成细末，每次取10克左右用醋调制成糊状药膏，再制成药饼待用。

敷贴部位：涌泉穴。

用法和注意事项：将药饼敷贴在患儿双足涌泉穴上，用纱布或胶布固定。每晚进行敷贴，白天取下，连用3～7日。

【疗法2】

药物：天南星30克、生蒲黄12克。

制作方法：将天南星、生蒲黄研磨成细末，混合均匀后用醋调制成糊状药膏，再制成药饼待用。

敷贴部位：涌泉穴。

用法和注意事项：将药饼敷贴在患儿双足涌泉穴上，覆盖塑料薄膜后用纱布或胶布固定，每次12小时，每日1次。

【疗法3】

药物：肉桂10克。

制作方法：将肉桂研磨成细末，用醋调制成糊状药膏，再制成药饼待用。

敷贴部位：涌泉穴。

用法和注意事项：将药膏敷贴在患儿双足涌泉穴上，用纱布或胶布固定。每晚1次，白天取下。

◎ 预防与调理

培养良好的生活习惯，按时刷牙漱口，避免口腔感染。

饮食得当，要注意添加辅食的品种和数量，避免喂食过多。

避免长期的母乳喂养，以不超过1岁为宜。

积极治疗和预防可能引起流口水的疾病。

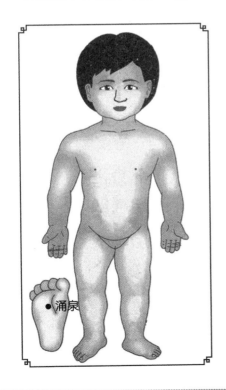

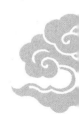

涌泉

在足底（去趾）前1/3处，足趾跖屈时呈凹陷中央。

流行性腮腺炎

流行性腮腺炎是常见的一种儿科呼吸道传染病，它也叫痄腮、猪头疯等。本病多发在春季，主要症状为小儿一侧或两侧的耳垂下方肿大，呈半圆形，可能会伴有发热、疼痛等症状。流行性腮腺炎本身并不可怕，可怕的是它可能会对患者的大脑、心脏、肝脏等部位造成不同程度的损害，引起严重的并发症。

◎ 诱发因素

儿童免疫力低下，易被感染。

日常生活中卫生习惯较差。

孕妇感染病毒，通过胎盘传染给胎儿。

◎ 敷贴疗法

【疗法1】

药物：仙人掌1块。

制作方法：将仙人掌去皮、去刺，用刀切成薄片待用。

敷贴部位：患处。

用法和注意事项：将仙人掌薄片贴在患处，覆盖塑料薄膜后用纱布或胶布固定。每日换药1次。

【疗法2】

药物：大青叶100克。

制作方法：将大青叶研磨成细末，加水调制成糊状药膏待用。

敷贴部位：患处。

用法和注意事项：将药膏敷贴在患处，覆盖塑料薄膜后用纱布或胶布固定。每日一两次。

【疗法3】

药物：青黛、大黄、赤小豆各10克。

制作方法：将大黄和赤小豆研磨成细粉，同青黛粉末混合均匀，每次取15克混合粉末用鸡蛋清调制成糊状药膏待用。

敷贴部位：患处。

用法和注意事项：将药膏敷贴在患处，待其干后，换药重新敷贴，每日五六次。

【疗法4】

药物：鲜马齿苋50克。

制作方法：将鲜马齿苋捣成泥状，加入少量的面粉混合均匀待用。

敷贴部位：患处。

用法和注意事项：将药膏敷贴在患处，用纱布固定，每日一两次。

◎ 预防与调理

婴幼儿出生后14个月左右注射腮腺炎疫苗，预防本病。

在腮腺炎多发的春季避免去公共场所。

注意个人卫生，勤洗手。

一旦发病，要及时隔离治疗。

发病后多饮水，可用淡盐水漱口，保持口腔清洁。

发病后注意饮食营养，并以流质或半流质的食物为宜。

小儿疳积

小儿疳积是指儿童脾胃功能不全所造成的肠胃疾病，多发于5岁以下的儿童，主要症状有全身虚弱、面黄肌瘦、食欲不振、恶心、呕吐等。

◎ 诱发因素

先天不足，婴儿在母体中时营养不良，造成脾胃先天缺失。

哺乳不当，过量喂养，给娇嫩的肠胃造成负担。

营养不良，造成脾胃虚弱。

受凉造成脾胃虚寒。

营养过剩，损伤脾胃功能。

◎ 敷贴疗法

【疗法1】

药物：车前子、大蒜适量。

制作方法：将车前子炒制后研磨成细末，大蒜捣成泥状，同车前子混合均匀制成药膏待用。

敷贴部位：神阙穴。

用法和注意事项：将药膏敷贴在神阙穴上，用纱布固定，每次4小时。

【疗法2】

药物：生香附、生半夏各10克。

制作方法：将药物研磨成细末，用鸡蛋清调制成糊状药膏待用。

敷贴部位：涌泉穴。

用法和注意事项：将药膏敷贴在儿童的双脚涌泉穴上，用纱布固定。

【疗法3】

药物：杏仁、桃仁、山栀子、芒硝各10克，白胡椒7粒，葱白适量。

制作方法：将药物研磨成细末，用鸭蛋清和白酒一同调制成糊状药膏，再制成饼状待用。

敷贴部位：神阙穴、命门穴。

用法和注意事项：将药饼敷贴在神阙穴和命门穴上，用纱布固定。每24小时换药1次。

◎ 预防与调理

孕妇在怀孕期间要注意营养搭配，避免婴儿先天体质虚弱。

婴儿要喂养得当，不可过度喂养。喂养时要遵循先稀后干、先素后荤的原则。

婴儿喂养时注意营养搭配，尤其是在断奶之后，要荤素适宜，以清补为主，避免过于刺激的食物对肠胃的刺激。

辅食的添加不可过早、过多。

培养儿童良好的饮食习惯，定时定量。

不要滥用各种药物。

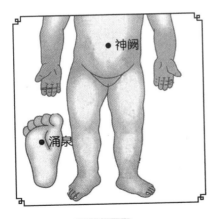

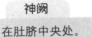

神阙

在肚脐中央处。

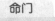

命门

第二腰椎棘突下凹陷中。

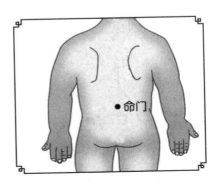

涌泉

在足底（去趾）前1/3处，足趾跖屈时呈凹陷中央处。

小儿遗尿

对于婴儿来说，因为无法自觉排尿，因此常会在夜间尿床，属于正常现象。

而2岁左右儿童就具有了自主排尿的能力，如果3岁以上还不能控制排尿，经常出现尿床的现象，就属于病理症状，也就是小儿遗尿症。

◎ 诱发因素

医学研究证明，遗尿同遗传有一定的关系。

某些疾病，如尿路感染、肾脏疾病等。

没有养成良好的习惯，如长期使用尿布，或者没有有意地进行排尿训练等。

不良习惯，如睡前饮水过多，或者吃了利尿的食物等。

气温寒冷，造成膀胱寒冷。

◎ 敷贴疗法

【疗法1】

药物：黑胡椒适量。

制作方法：将药物研磨成细末待用。

敷贴部位：神阙穴。

用法和注意事项：将药粉放在神阙穴上，用伤湿止痛膏固定。每24小时后换药1次，7次为1个疗程。

【疗法2】

药物：丁香3粒。

制作方法：将药物研磨成细末，同蒸熟的米饭混合均匀，捣烂做成药饼。

敷贴部位：神阙穴。

用法和注意事项：将药饼敷贴在神阙穴上，用纱布或胶布固定。

【疗法3】

药物：麝香3克，蟾酥、麻黄、雄黄、乳香、桂枝、没药、皂角刺各5克。

制作方法：将药物研磨成细末，混合均匀，使用时取适量药末用酒调制成糊状药膏。

敷贴部位：内关穴、气海穴、中极穴、三阴交穴。

用法和注意事项：将药膏敷贴在以上穴位上，每3日换药1次，3次为1个疗程。两个疗程之间间隔3日。

◎ 预防与调理

避免长期使用尿布。

主动培养儿童的排尿习惯，如夜晚定时叫醒儿童排尿等。

晚上少吃水分较多的食物，也不要喝过多的水，更不要吃利尿食物。

注意个人卫生，防止感染。

天气寒冷时注意防寒。

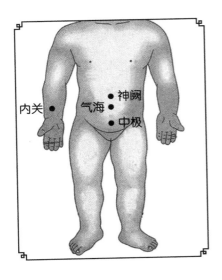

神阙
在肚脐中央处。

内关
在腕横纹上2寸，掌长肌腱与桡侧腕屈肌腱之间。

气海
在下腹部正中线上，当脐下1.5寸处。

中极
在下腹部正中线上，当脐下4寸处。

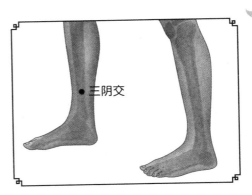

三阴交
在小腿内侧，当足内踝尖上3寸，胫骨内侧缘后方。

小儿腹泻

小儿腹泻是常见的儿科疾病，在1岁以下的儿童中，有小儿腹泻病史的占到50%左右。小儿腹泻在夏秋季节高发，如果不及时医治，可造成脱水，严重者甚至可能危及生命。

◎ 诱发因素

食用不干净的食物，造成感染。

营养过高，食物的营养成分超出婴儿脾胃可以消化的范围。

饮食习惯不正确，喂食时间不固定，或喂食量过多等造成脾胃虚弱。

突然改变喂食种类，脾胃无法适应。

过敏，如某些儿童会对牛奶过敏，食用后会导致腹泻、呕吐等。

气候变化，如气温较低，腹部受凉。

◎ 敷贴疗法

【疗法1】

药物：肉桂、白大川、干姜各30克。

制作方法：将药物研磨成细末，混合均匀。使用时取3~5克药粉用生姜汁调制成糊状药膏。

敷贴部位：神阙穴。

用法和注意事项：将药膏敷贴在神阙穴上，用伤湿止痛膏固定。

【疗法2】

药物：丁香、肉桂各9克，五倍子12克，白胡椒5克，石榴皮20克。

制作方法：将药物研磨成细末，过100目筛后混合均匀。使用时取适量药粉用生姜汁调制成糊状药膏。

敷贴部位：神阙穴。

用法和注意事项：将药膏敷贴在神阙穴上，用纱布或胶布固定。每日换药1次，痊愈后再敷贴1日即可。

【疗法3】

药物：白胡椒20克，肉桂、丁香各10克，藿香15克。

制作方法：将药物研磨成细末，使用时取适量药粉用温水调制成糊状药膏，用干净的布袋包好。

敷贴部位：神阙穴。

用法和注意事项：在神阙穴上盖一块消过毒的纱布，将药膏布袋敷贴纱布上，用胶布固定。每24小时换药1次。

【疗法4】

药物：车前子、丁香各1克，肉桂2克。

制作方法：将药物研磨成细末待用。

敷贴部位：神阙穴。

用法和注意事项：将药粉填在神阙穴上，用胶布固定。每2日换药1次。

◎ 预防与调理

养成良好的卫生习惯，对婴儿使用的奶瓶等进食用具及时消毒。

注意饮食卫生，不吃不洁净的食物，尽量避免家长嚼烂食物后再给儿童吃，以免成人口腔中的细菌随食物进入儿童体内。

注意保暖，避免受风。

养成良好的饮食习惯，不过量喂食。

避免食用导致患儿过敏的食物。

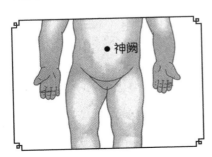

神阙

在肚脐中央处。

小儿发热

小儿发热是指新生儿的肛温超过37.8度，腋温超过37度。小儿发热通常是由于致病微生物的感染造成的，它可能同痢疾、伤寒、流行性乙型脑炎等传染病有关。

◎ 诱发因素

饮食不节，导致感染。

在某些情况下，疫苗接种或输血也容易导致发热。

外感风寒，寒邪入侵体内。

饮食不当。食物在体内堆积，脾胃无法消化。

儿童喝水过少，造成内热过盛。

穿着过多，导致体内环境过热。

运动过少，自身体质较弱。

某些疾病，如新生儿脱水、中暑等。

◎ 敷贴疗法

药物：燕子窝泥15克、田螺肉5个、青黛0.3克。

制作方法：将药物一同捣成泥状，用鸡蛋清调和均匀后待用。

敷贴部位：神阙穴。

用法和注意事项：将药膏敷贴在神阙穴上，用胶布固定。敷贴2小时左右。

◎ 预防与调理

创造良好的家庭环境，保持空气流通，不为细菌和病毒的生长提供可乘之机。

培养良好的饮食习惯，定时定量地进食，避免饮食过量。

加强体育锻炼，增强体质。

多喝水，尤其是在暑热的季节更是要多喝水，避免脱水反应。

注意天气变化，根据气温增减衣物，避免衣着过多或过少。

定期体检，治疗可能会引起小儿发热的疾病。

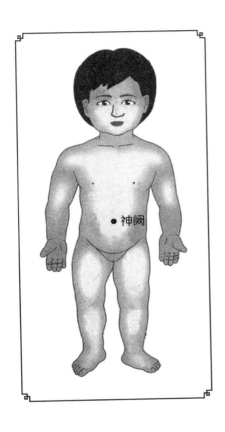

神阙

在肚脐中央处。

小儿哮喘

小儿哮喘是儿童常见的慢性呼吸系统疾病，它的主要症状是呼吸困难、耳鼻发痒、面色苍白、烦躁不安、出冷汗等，严重的可能会引起昏厥。小儿哮喘较难根治，常常反复发作，是重大的健康隐患，也为家长带来了沉重的负担。

◎ 诱发因素

孩童自身体质较弱，免疫力低下，从中医学的角度来说，多为湿热体质。

对某些物质过敏，如花粉等，接触后会引起哮喘。

内分泌失调，激素分泌紊乱。

儿童心理压力过大，长期处于紧张、抑郁等情绪中。

某些疾病，如鼻炎、鼻窦炎等。

◎ 敷贴疗法

【疗法1】

药物：虎杖12克，香附6克，葱白、三棱各3克，薄荷2克。

制作方法：将所有药物研磨成细末，混合均匀，用凡士林调制成药膏待用。

敷贴部位：大椎穴、涌泉穴。

用法和注意事项：用药膏敷贴以上穴位，用纱布或胶布固定。

【疗法2】

药物：麻黄、杏仁、甘草各20克，葱白头3根。

制作方法：将麻黄、杏仁、甘草研磨成细末，混合均匀，加入白葱头一起捣烂制成泥状药膏待用。

敷贴部位：神阙穴。

用法和注意事项：用药膏敷贴神阙穴，覆盖塑料薄膜后用纱布或胶布固定，每日敷贴2次。

◎ 预防与调理

及时发现早期症状，如耳、眼、鼻发痒，易打喷嚏等。

注意防寒，少吃寒凉食物，避免对脾胃造成刺激，导致体质虚弱。

避开过敏原，如在花粉过多的季节要减少出门的次数等。

注意室内卫生，及时开窗通风，避免尘螨过度堆积。

加强体育锻炼，强健体质。

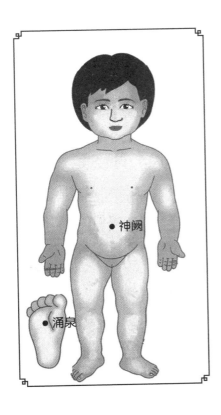

神阙

在肚脐中央处。

大椎

后正中线上，在第七颈椎棘突下凹陷中。

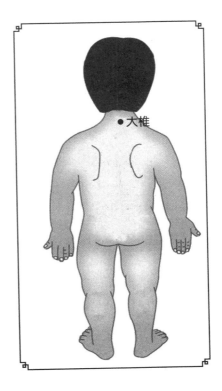

涌泉

在足底（去趾）前1/3处，足趾跖屈时呈凹陷中央。

小儿便秘

小儿便秘的主要症状是大便干燥、排便困难、腹胀腹痛、食欲减退等，严重者甚至可能引起头痛、睡眠质量差等并发症，如果不重视的话还可造成脱肛等。

◎ 诱发因素

饮食不健康，过多食用辛辣食物、膳食纤维摄入过少、饮食中钙质含量过高等，导致大便干燥。

水分摄取不足，喝水较少，导致体内水分缺乏。

没有养成良好排便的习惯，没有形成排便刺激。

营养不良。

某些疾病，如甲状腺功能低下等。

◎ 敷贴疗法

【疗法1】

药物：生姜30克、附子6克、补骨脂12克。

制作方法：将附子和补骨脂研磨成细末，将生姜捣成泥状，将所有药物混合均匀制成药膏待用。

敷贴部位：神阙穴。

用法和注意事项：用药膏敷贴神阙穴，覆盖塑料薄膜后用纱布或胶布固定。每5日换药1次。

【疗法2】

药物：大黄10克。

制作方法：将大黄研磨成细末，加入适量的酒调制成糊状药膏待用。

敷贴部位：神阙穴。

用法和注意事项：用药膏敷贴神阙穴，用纱布固定，在其上放置热水袋进行热敷。每日1次，每次10分钟左右。

◎ 预防与调理

饮食合理搭配，在保证营养的基础上补充足够的微生物和膳食纤维，避免大便干燥。

养成良好的排便习惯，以每日一次为宜，最好能在固定的时间排便。

多喝水。

定期体检，治疗可能会诱发便秘的疾病。

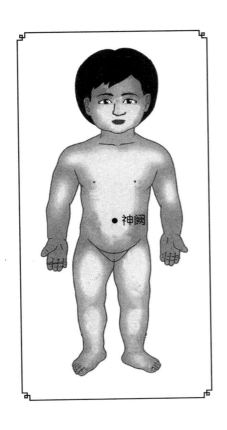

神阙
在肚脐中央处。

小儿疝气

小儿疝气又称为『脱肠』，它是指腹腔内的小肠等进入腹股沟处的腹膜鞘状突，它可能会影响患儿的消化系统，出现腹胀、腹痛、食欲减退、便秘等消化系统疾病；也可能会压迫生殖系统，影响生殖系统的正常发育，如果不及时医治还可能造成肠梗阻等疾病，严重的甚至可能危及生命。

◎ **诱发因素**

先天不足，腹膜鞘状突没有封闭。

由于过度哭泣、咳嗽过多、用力排便等原因造成腹压升高。

体质虚弱，气血不畅。

◎ **敷贴疗法**

【疗法1】

药物：生香附、紫苏叶、木瓜、橘红各10克。

制作方法：将所有药物放入砂锅中煎煮，滤去渣滓，取其汁液。

敷贴部位：患处。

用法和注意事项：用毛巾趁热蘸取汁液，外敷在患处有肿块的位置。每日1次，每次半小时左右。

【疗法2】

药物：小茴香、延胡索、川楝子、橘核、荔枝核、吴茱萸各10克，米醋、面粉适量。

制作方法：将所有药物研磨成细末。使用时取适量药粉，加入面粉混合均匀，用米醋调制成糊状药膏。

敷贴部位：神阙穴。

用法和注意事项：将膏药敷贴在神阙穴上，用胶布固定，每日换药1次。

【疗法3】

药物：母丁香适量。

制作方法：将母丁香研磨成细末，过100目筛。

敷贴部位：神阙穴。

用法和注意事项：将药粉填充在神阙穴上，覆盖纱布后用胶布固定。每
2日换药1次。

◎ 预防与调理

衣着宽松，避免造成腹部压迫。

调理饮食，营养搭配，多喝水，避免形成便秘，造成腹压。

尽量避免过多哭泣和过度咳嗽。

在婴儿期尽早发现，尽早治疗。

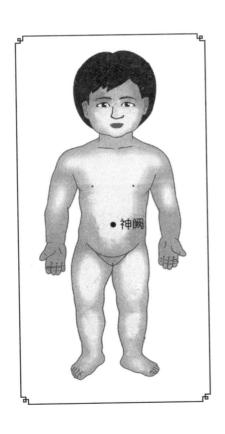

神阙

在肚脐中央处。

小儿厌食

腹痛、恶心、呕吐等，通常和消化系统疾病有关。

小儿厌食是指3～6岁的儿童长时间的食欲减退、进食困难的症状，还可伴有腹胀、

◎ 诱发因素

食物搭配不合理，造成厌食情绪，长此以往形成习惯性厌食。

内分泌失调，甲状腺激素等激素分泌不足。

缺乏锌元素。

饮食习惯较差，常吃零食、冷饮等，导致主食摄入不足。

精神刺激。

某些疾病，如慢性肝炎等。

◎ 敷贴疗法

【疗法1】

药物：杏仁（去皮）、栀子、小红枣各七八粒，黍米适量。

制作方法：将杏仁、栀子研磨成细末，黍米、红枣用火隔水蒸20分钟后取出，待凉后去除枣核，加入杏仁粉和栀子粉，捣成烂泥状，贴在黑布上待用。

敷贴部位：神阙穴。

用法和注意事项：将药膏敷贴在肚脐处，用胶布固定。每24小时换药1次，连贴2次。

【疗法2】

药物：炒神曲、炒麦芽、焦山楂各10克，炒莱菔子、陈皮、炒鸡内金各6克，延胡索5克。

制作方法：将所有药物研磨成细末，使用时取10克左右的药粉加入淀粉，用清水调制成糊状药膏。

敷贴部位：神阙穴。

用法和注意事项：将药膏敷贴在肚脐处，用胶布固定。每日

1次，每5次为1个疗程。

【疗法3】

药物：吴茱萸、白胡椒、白矾各30克。

制作方法：将所有药物研磨成细末，使用时取20克左右的药粉加入淀粉，用黑醋调制成糊状药膏。

敷贴部位：涌泉穴。

用法和注意事项：将药膏敷贴在双脚涌泉穴上，用胶布固定。每日换药1次，可连用。

◎ 预防与调理

饮食搭配，控制高糖、高盐、高蛋白食物的摄入，补充足够的维生素和微量元素，避免营养失衡。

培养良好的饮食习惯，避免过多食用零食、冷饮等；在吃饭时避免看电视、看电脑等，以免造成消化不良。

加强体育锻炼，提高自身体质。

建立良好的用餐环境，避免在餐桌上吵架或批评儿童，以免造成逆反心理。

定期体检，治疗可能会引起厌食的疾病，如消化道疾病等，维持消化系统健康。

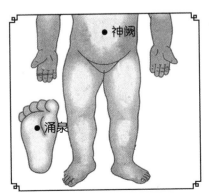

神阙	涌泉
在肚脐中央处。	在足底（去趾）前1/3处，足趾跖屈时呈凹陷中央。

小儿感冒

小儿感冒是儿童最常见的疾病之一，其主要症状同普通感冒类似，如流涕、头晕、头痛、发热、乏力、咳嗽等。但是由于儿童体质虚弱，免疫力较差，因此小儿感冒更容易引起并发症，如其他的呼吸道疾病、心肌炎等，所以对小儿感冒切不可掉以轻心，一定要及时医治。

◎ 诱发因素

儿童免疫力较差，易被细菌、病毒等感染。

先天患免疫系统障碍或代谢障碍等疾病。

饮食不当。长期偏食等造成营养不良，机体抵抗力下降。

不是母乳喂养的婴儿容易感冒。

没有及时增减衣物，造成受凉。

室内湿热过重，易于滋生细菌和病毒。

其他小儿慢性疾病。

◎ 敷贴疗法

【疗法1】

药物：杏仁、桃仁、白前、前胡各5克，薄荷、牛蒡子、冰片各3克。

制作方法：将药物研磨成细末，混合均匀后用蜂蜜调制成糊状药膏待用。

敷贴部位：神阙穴。

用法和注意事项：将药膏敷贴在神阙穴上，用麝香壮骨膏固定，每日换药1次。

【疗法2】

药物：葱白12克、连翘9克。

制作方法：将所有药物一同捣烂制成糊状药膏待用。

敷贴部位：神阙穴。

用法和注意事项：将药膏敷贴在神阙穴上，覆盖纱布后用绷带或胶布固定，每日2次。

◎ 预防与调理

新生儿在条件允许时尽量坚持母乳喂养，母乳中含有大量的儿童需要的免疫物质，可以增强儿童体质。

注意气候变化，及时增减衣物，避免受凉。

保持良好的室内环境，保证通风干燥。

注意个人卫生，勤洗手、勤换洗，避免细菌和病毒感染。

饮食合理搭配、营养充足，促进儿童的发育，提高其抵抗力。

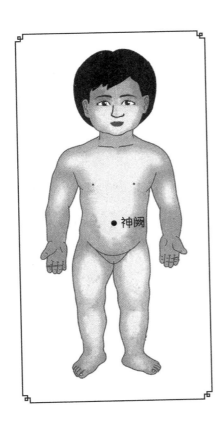

神阙

在肚脐中央处。

◎ 诱发因素

房事过度或手淫过多、房事过早损伤精气。

心理因素。精神紧张、焦虑、惊恐，或夫妻生活不和谐等，损伤了心脾肝肾等脏器，导致气血两虚。

不良的生活习惯，如长期吸烟、酗酒、熬夜等。

疲劳过度，精力不足。

过于肥胖。

内分泌失调，激素分泌紊乱。

盲目使用壮阳类药物。

器质性损伤等。

◎ 敷贴疗法

【疗法1】

药物：仙茅、仙灵脾各10克。

制作方法：将所有药物研磨成细末，用黑醋调制成糊状药膏待用。

敷贴部位：涌泉穴。

用法和注意事项：每次取10克的药膏敷贴在双脚的涌泉穴上，覆盖塑料薄膜后用纱布或胶布固定。每日换药1次。

【疗法2】

药物：小茴香、炮姜各5克。

制作方法：将所有药物研磨成细末，加入少量的食盐，用蜂蜜调制成糊状药膏待用。

敷贴部位：神阙穴。

用法和注意事项：将药膏敷贴在神阙穴上，覆盖塑料薄膜后

阳痿

阳痿又被称作勃起障碍。顾名思义，它是指青壮年男子阴茎无法在需要时勃起，或勃起时间过短，无法正常完成性交过程。阳痿不仅严重地影响患者的性生活，而且还会给患者造成心理压力，影响自信。

用纱布或胶布固定。每5～7日换药1次。

【疗法3】

药物：白蒺藜、生硫黄、细辛各30克，穿山甲、制马钱子各10克，吴茱萸15克，冰片5克。

制作方法：将所有药物研磨成细末待用。

敷贴部位：曲骨穴。

用法和注意事项：将药粉敷贴在曲骨穴上，用纱布或胶布固定，在其上覆盖热水袋进行热敷。每2日换药1次。

◎ 预防与调理

戒烟戒酒，生活健康，避免烟酒造成血液循环障碍。

劳逸结合，避免劳累过度。

性生活要有节制，不要过度手淫，以免精力耗尽。

加强锻炼，提高自身身体素质，提高免疫力。

消除可能造成阳痿的心理因素。

调理饮食，多食用羊肉、内脏等可以增加体力的食物。

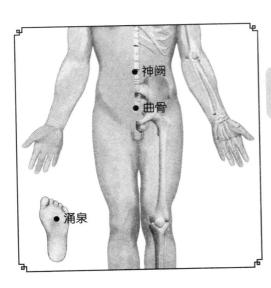

神阙
在肚脐中央处。

涌泉
在足底（去趾）前1/3处，足趾跖屈时呈凹陷中央。

曲骨
在耻骨联合上缘中点处，前正中线上，脐下5寸。

遗精

遗精是常见的男科疾病，它是指没有性交而精液自行流出。遗精可分为生理性遗精和病理性遗精两种，其中生理性遗精是指不引起身体任何不适的遗精现象，多见于青壮年；而病理性遗精则常见于中老年，它通常伴有精力疲惫、耳鸣、健忘、心悸、失眠等现象，对身体伤害较大。

◎ **诱发因素**

心理刺激，如对性相关的问题思考较多，持续处于兴奋心理状态。

视觉刺激，如性图片或视频的刺激。

虚劳过度，体质虚弱。

精神疲劳不振。

不健康的性习惯，如自慰过多等。

生殖疾病，如前列腺炎等疾病的刺激。

物理刺激，如衣物或被褥过紧，持续刺激生殖器官。

◎ **敷贴疗法**

【疗法1】

药物：煅龙骨、五倍子各30克。

制作方法：将药物研磨成细末，混合均匀，用清水调制成糊状药膏待用。

敷贴部位：神阙穴。

用法和注意事项：将药膏敷贴在神阙穴上，表面用纱布或胶布固定。每日1次，每1～2周为1个疗程。

【疗法2】

药物：五倍子10克、白芷5克。

制作方法：将药物烘干，共同研磨成细末，加入适量的食用醋和清水调成糊状，再制成小药团。

敷贴部位：神阙穴。

用法和注意事项：将药团敷在神阙穴上，表面用纱布或胶布固定。每晚睡前敷贴1次，药物每日换1次，每3～5日为1个疗程。

【疗法3】

药物：黄柏20克、知母20克、茯苓20克、五倍子30克、枣仁20克。

制作方法：将所有药物均研磨成细末混合均匀，使用时每10克加蜂蜜调成糊状，再捏制成圆形的药饼备用。

敷贴部位：神阙穴。

用法和注意事项：将制好的药饼放置在神阙穴上，覆盖塑料薄膜后用纱布或胶布固定。每晚使用1次，每次均换药，每10日为1个疗程。

◎ 预防与调理

正确区分生理性遗精和病理性遗精。

减轻心理压力，不要过度紧张。

消除杂念，避免过度接触刺激性书刊、影视剧等。

加强运动，强健体质。

避免食用过多刺激性食物。

衣着宽松，避免刺激外阴。

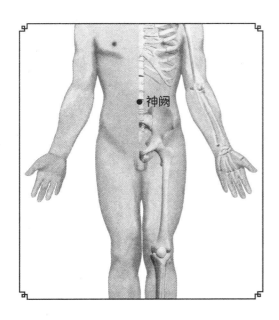

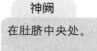

神阙

在肚脐中央处。

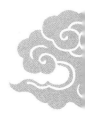

前列腺炎

前列腺炎是指前列腺由于感染导致的炎症，它会造成会阴部、腰部、下腹部、背部等位置的疼痛，还有可能影响排便，造成尿频、尿急、尿痛甚至血尿等尿道症状，也有可能会引起发热、疲劳等全身症状。

◎ 诱发因素

性生活不节制，性生活频繁或手淫过频繁，导致前列腺充血。

长期久坐，压迫前列腺。

伤风后寒邪侵袭，导致血管收缩。

生活习惯不当，如长期抽烟、酗酒、熬夜等，导致机体免疫力降低。

卫生习惯较差。

情绪不稳定，常有紧张、恐惧、悲观、抑郁等情绪。

◎ 敷贴疗法

【疗法1】

药物：生姜20克、大黄20克。

制作方法：将生姜榨汁，大黄研磨成细末，然后混合调制成糊状药膏待用。

敷贴部位：中极穴、会阴穴。

用法和注意事项：将药膏敷贴在以上两个穴位上，用胶布固定。

【疗法2】

药物：麝香0.15克、白胡椒7粒。

制作方法：将白胡椒研磨成细末待用。

敷贴部位：神阙穴。

用法和注意事项：将麝香填在神阙穴上，其上放适量研磨成细末的白胡椒粉末，覆盖纱布后用胶布固定。每一周左右换药1次，每10次为1个疗程。

【疗法3】

药物：五倍子、冰片、小茴香、贝母、雄黄、田七、乳香各10克，全虫30克，蜈蚣5克，大黄、花粉各50克，野菊花100克。

制作方法：将所有药物研磨成细末，加入白醋混合后上火，大火煮15分钟后改成小火熬制10分钟左右，至药膏成浓稠状即可。

敷贴部位：会阴穴。

用法和注意事项：用温水冲洗会阴后，将药膏敷贴在会阴穴位置，可用纱布固定，每日1次。

◎ 预防与调理

避免久坐，适量活动。

注意个人卫生，及时清洗。

养成良好的生活习惯，少烟、少酒。

性生活要有节制。

调节心情，减少不良情绪。

注意防寒，避免风邪入侵。

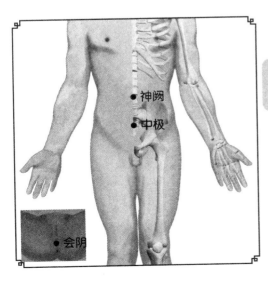

神阙
在肚脐中央处。

中极
在下腹部正中线上，当脐下4寸处。

会阴
在会阴部，男性阴囊与肛门连线中点处。

前列腺增生

前列腺增生是常见的男科疾病，是指前列腺发生增生的现象。前列腺增生多发生在前列腺内层，常见尿频、尿急、尿痛等泌尿系统症状，也可能有血尿等情况发生，如不及时医治，可能引发尿毒症等疾病。

◎ **诱发因素**

性生活不节制，手淫过多。

久坐，运动过少，血液循环不良。

生活习惯不良，抽烟酗酒，导致气血运行不畅。

其他炎症，如尿道炎、膀胱炎等。

◎ **敷贴疗法**

【疗法1】

药物：生甘遂9克、冰片6克。

制作方法：将所有药物研磨成细末，加入面粉混合均匀后，用开水调制成糊状药膏待用。

敷贴部位：中极穴。

用法和注意事项：用药膏敷贴在中极穴上，用纱布固定，其上放热水袋热敷。每次半小时。

【疗法2】

药物：甘遂9克、麝香少许。

制作方法：将甘遂研磨成细末加入面粉，将麝香用温水化开，同甘遂粉调制成糊状药膏待用。

敷贴部位：中极穴。

用法和注意事项：将药膏敷贴在中极穴上，用纱布固定。每日1次，每次1小时。

【疗法3】

药物：去壳田螺4只、大蒜头5颗、车前子6克。

制作方法：将车前子研磨成细末，田螺和大蒜捣成泥状，同车前子粉末混合均匀后做成饼状药膏。

敷贴部位：中极穴。

用法和注意事项：将药膏敷贴在中极穴上，用纱布固定。

◎ 预防与调理

注意防寒，多关注天气变化，随时增减衣物，避免外感风寒。

培养良好的生活习惯，少烟少酒，避免对血管的刺激。

饮食合理搭配，营养充分，少吃辛辣刺激的食物。

预防便秘，避免对前列腺造成压迫。

劳逸结合，避免中气损伤。

不要久坐，适当地活动身体，调节气血运行。

避免憋尿。

定期体检，发现疾病及时治疗。

对于易发人群，可按摩下腹部进行预防。

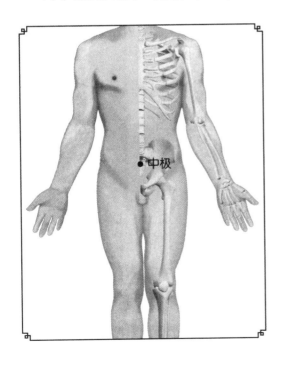

中极

在下腹部正中线上，当脐下4寸处。

寻常疣

寻常疣俗称「瘊子」，是常见的一种皮肤病，它是指皮肤表面形成坚硬的突起，患者一般没有特殊的不适感，按压时才会有痛感产生。寻常疣多发于青少年，常见的发病部位是手足部。

◎ 诱发因素

皮肤外伤，病毒从伤口侵入人体，感染形成。

长期对皮肤的摩擦，如穿不合适的鞋、长期穿高跟鞋等。

出汗过多，尤其是足部。

卫生习惯较差，或在消毒不规范的场所洗脚、修脚等。

自身免疫力低下。

◎ 敷贴疗法

【疗法1】

药物：新鲜的大蒜适量。

制作方法：将新鲜的大蒜切成1～2毫米的薄片，大小依照患病部位的大小来确定，基本同患病部位大小相同为宜。

敷贴部位：患处。

用法和注意事项：先用消过毒的棉签蘸取大蒜的汁液涂抹患处，再将切好的大蒜片敷贴在患处上，覆盖塑料薄膜后用纱布或胶布固定。每晚1次，敷贴时会有轻微的疼痛感，均属于正常现象。

【疗法2】

药物：六神丸适量（中成药，主要成分为牛黄、麝香、蟾酥、珍珠粉、冰片、百草霜等）。

制作方法：将六神丸捣烂，加适量的清水混合制成糊状药膏待用。

敷贴部位：患处。

用法和注意事项：将药膏敷贴在患处，用纱布或胶布固定。

【疗法3】

药物：乌梅适量。

制作方法：将乌梅在盐水中浸泡24小时，捣烂制成泥状药膏待用。

敷贴部位：患处。

用法和注意事项：将药膏敷贴在患处，用伤湿止痛膏固定。

◎ 预防与调理

保持良好的卫生习惯，勤洗手、勤洗脚，避免交叉使用洁具。

避免去不正规的场所洗脚、修脚，避免感染。

尽量避免皮肤外伤，如造成外伤，要及时进行消毒处理，避免病毒入侵。

加强体育锻炼，提高自身免疫能力。

选择合适的鞋袜，避免对足部皮肤形成长期刺激。

如果家中有患病者，需要将其洗涮用具进行隔离，定期消毒，避免交叉感染。

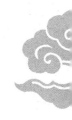

日光性皮炎

日光性皮炎是夏季常见的皮肤病，俗称的『晒斑』『晒伤』。它是由于太阳光过度照射皮肤形成的，一般会在晒伤后几个小时内出现红肿，部分患者也会出现水疱。

除此以外，患者还会出现瘙痒、疼痛等症状，严重者甚至出现发热、无力等全身症状。日光性皮炎如不及时医治，可能会引发皮肤老化等皮肤症状。

◎ 诱发因素

长期从事户外工作，过度照射紫外线，造成晒伤。

过多食用含有光敏性物质的食物，如菠菜、杧果、野菜等，导致体内形成对光线过敏的抗原物质。

使用四环素软膏等过敏性药物。

部分精油和香料也会诱发日光性皮炎，如佛手柑香油等。

◎ 敷贴疗法

【疗法1】

药物：炉甘石粉30克，生石膏、滑石各50克，冰片3克。

制作方法：将生石膏、滑石研磨成细末，同炉甘石粉混合均匀，最后加入冰片粉混匀待用。

敷贴部位：患处。

用法和注意事项：用药粉敷贴在患处，用纱布或胶布固定。每日两次。

【疗法2】

药物：鲜蒲公英、鲜马齿苋各20克，冰片适量。

制作方法：将鲜蒲公英、鲜马齿苋捣成泥状，加入冰片一同捣烂混匀待用。

敷贴部位：患处。

用法和注意事项：清洗患处后，将药膏敷贴在患处，用纱布或胶布固定。

【疗法3】

药物：生理盐水500毫升。

制作方法：用消过毒的纱布蘸取生理盐水待用。

敷贴部位：患处。

用法和注意事项：清洗患处后，将蘸取了生理盐水的纱布敷贴在患处。每次20分钟，每日两三次。

◎ 预防与调理

在紫外线强烈的夏季和下午2时左右尽量避免外出，或在外出时做好防晒措施，如穿遮阳衫、打遮阳伞、涂抹防晒霜等。

调理饮食。尽量避免食用含光敏性物质的食物，多食用新鲜蔬果，补充富含维生素C和B族维生素的食物。

平时避免对皮肤过度刺激，如过度搓揉皮肤等，以免降低皮肤的免疫力。可适当地进行皮肤按摩，促进皮肤新陈代谢，提高皮肤活力。

如果已经患有日光性皮炎，要注意保持皮肤清洁干爽，注意消毒和治疗。

带状疱疹

◎ 诱发因素

呼吸道感染。带状疱疹病毒主要是通过呼吸道感染进入人体，并且会在人体中潜伏下来，等到机体虚弱时再发病。

劳累过度，长期熬夜，造成机体虚弱，免疫力下降。

天气湿热较重，造成人体内环境适合病毒生长。

患感冒等疾病，致免疫力下降。

随着年龄的增长，人体机能下降。

创伤导致病毒被激活，诱发疾病的产生。

◎ 敷贴疗法

【疗法1】

药物：生王不留行10克。

制作方法：生王不留行用小火炒制，到七八成熟时取出研磨成细末，用香油调制成糊状药膏待用。

敷贴部位：患处。

用法和注意事项：清洗患处后，将药膏敷贴在患处，覆盖纱布后用胶布固定。每日两三次。需要注意的是，如果患处已经溃烂，可直接将炒制研磨过的王不留行粉末撒在患处进行敷贴，无须进行调制。

【疗法2】

药物：生大黄30克、冰片5克、蜈蚣5条。

制作方法：将所有药物研磨成细末，混合均匀（最后加入冰片）后，用香油调制成糊状药膏待用。

敷贴部位：患处。

用法和注意事项：清洗患处后，将药膏敷贴在患处，覆盖纱布后用胶布固定。每日2次。

【疗法3】

药物：大黄20克、黄柏15克、鱼石脂软膏200克。

制作方法：将大黄、黄柏研磨成细末，混合均匀后，先加入适量的清水调和，再加入鱼石脂软膏制成药膏待用。

敷贴部位：患处。

用法和注意事项：将药膏敷贴在患处，以4毫米左右厚为宜，覆盖纱布后用胶布固定。每隔日换药1次。

【疗法4】

药物：川黄连30克、煅石膏70克、蛤粉40克、红升丹25克、青黛50克、冰片60克。

制作方法：将所有药物研磨成细末，混合均匀后，先加入适量的香油调制成药膏待用。

敷贴部位：患处。

用法和注意事项：将药膏敷贴在患处，覆盖纱布后用胶布固定。隔日换药1次。

◎ 预防与调理

加强体育锻炼，增强体质。

调理饮食，营养搭配，多食用维生素和微量元素丰富的食物。

在气候潮湿的季节加强室内通风。

劳逸结合，避免长期劳累造成免疫力低下。

中老年人是本病多发人群，更要注意预防，避免感冒。

荨麻疹

荨麻疹俗称「风团」，通常发病较急，主要症状是皮肤上形成红色的疹团，并随着病情的发展逐渐扩大范围，最后连成片。同时，患者会有瘙痒、皮肤灼热等感觉，也可能会有发热、腹泻、恶心等全身症状，严重时会有胸闷、气喘、呼吸困难等症状。

◎ **诱发因素**

食物过敏，如牛奶、海鲜、鸡蛋等。

药物诱发，如青霉素、四环素等抗生素诱发。

自身感染。身体其他部位的感染可能会导致荨麻疹的产生，如扁桃体炎、中耳炎、鼻窦炎等。

环境因素，如花粉、尘螨等。

情绪原因。如情绪不稳定，负面情绪过多。

◎ **敷贴疗法**

【疗法1】

药物：六神丸（中成药）适量。

制作方法：将六神丸研磨成细末，用黑醋调制成糊状药膏待用。

敷贴部位：患处。

用法和注意事项：将药膏敷贴在患处，覆盖纱布后用胶布固定。每日1次，可连续敷贴3次。

【疗法2】

药物：刺蒺藜、何首乌各20克。

制作方法：将所有药物研磨成细末，加入适量的米醋调和，制成膏状药膏。

敷贴部位：患处。

用法和注意事项：将药膏敷贴在患处，覆盖纱布后用胶布固定。每晚1次，可连续敷贴7～10日。

【疗法3】

药物：细辛适量。

制作方法：将细辛研磨成细末，用甘油调制成药膏待用。

敷贴部位：神阙穴。

用法和注意事项：将药膏敷贴在神阙穴上，覆盖纱布后用胶布固定。

【疗法4】

药物：吴茱萸适量。

制作方法：将吴茱萸研磨成细末，用黑醋调制成药膏待用。

敷贴部位：神阙穴。

用法和注意事项：将药膏敷贴在神阙穴上，覆盖纱布后用胶布固定。

◎ 预防与调理

注意个人卫生，勤洗澡、勤洗手、勤更换内衣裤。

保持室内通风干净，避免尘螨过敏。

建立良好的生活规律，避免烟酒或刺激性食物对血管的刺激，降低荨麻疹的发病率。

注意药物过敏。使用容易造成过敏反应的药物，如青霉素、红霉素等药物时，要注意观察，一旦出现过敏，立即停用。

注意饮食，避免食物过敏，同时要注意避免食用过于刺激的食物，避免造成肠道刺激，增加人体过敏的概率。

治疗诱发本病的感染性疾病，如扁桃体炎等。

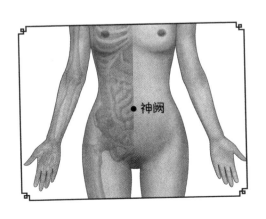

神阙
在肚脐中央处。

湿疹

湿疹是一种常见的皮肤病，在中医学中称为『浸淫疮』，它的主要症状是皮肤瘙痒，形成红斑或丘疹，可能连接成片。如果急性湿疹不及时医治，就有可能转化为慢性湿疹，导致皮肤表面变粗糙、皮肤增厚，一旦受到刺激，就会再次暴发。

◎ 诱发因素

湿热的环境是造成湿疹的重要诱因之一。

气候因素，天气过于寒冷或过于燥热。

患扁桃体炎等由于致病微生物感染而产生的疾病。

内分泌失调，如长期使用某些激素类药物等致内分泌失调。

情绪失调。

皮肤的刺激，如过度摩擦皮肤、使用过热的水刺激皮肤等都会增加患湿疹的概率。

遗传。某些类型的湿疹与遗传有关。

◎ 敷贴疗法

【疗法1】

药物：苍术、黄芩、黄柏各15克。

制作方法：将药物加水上火煎煮，待药液浓缩至一半左右时滤去药渣，保存药液待用。

敷贴部位：患处。

用法和注意事项：用消毒纱布蘸取浓缩药液，敷贴在患处，并用纱布包扎固定。每日换药1次，一般1～2周可见效。

【疗法2】

药物：生地黄、大黄各20克。

制作方法：将药物研磨成细末，加入适量的白酒调制成糊状药膏待用。

敷贴部位：涌泉穴。

用法和注意事项：将药膏敷贴在双脚的涌泉穴上，用纱布覆盖后用胶布固定。每日1次。

【疗法3】

药物：珍珠层粉4.8克、冰片4克、赤石脂2.7克、轻粉0.48克、泼尼松0.2克、氯苯那敏0.08克、凡士林80克、龙骨粉4克。

制作方法：将珍珠层粉、龙骨粉、赤石脂加入少量的清水研磨后烘干；将其他药物直接研磨成细末。将所有的药物细末混合均匀后加入适量的凡士林调制成药膏待用。

敷贴部位：患处。

用法和注意事项：将药膏敷贴患处，覆盖纱布后用胶布固定。每日1或2次，7日为1个疗程。

◎ 预防与调理

注意皮肤卫生，避免对皮肤造成持续的刺激，如长期过度用力搓澡等。

保持良好的室内环境，在湿热的季节要注意通风干燥。

积极治疗可能引起湿疹的疾病。

在气候变化的时候注意及时增减衣物，避免邪毒入侵。

学会调节心情、调节情志。

加强自我锻炼，劳逸结合，调理饮食，增强体质。

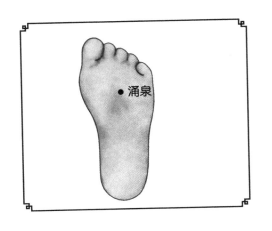

● 涌泉

涌泉

在足底（去趾）前1/3处，足趾跖屈时呈凹陷中央。

神经性皮炎

神经性皮炎是一种常见的慢性皮肤病，它的主要症状是皮肤瘙痒、皮肤上出现丘疹或屑状异变，随着病情的发展，可能会形成皮肤苔藓状的病变。如果长期感染，就有可能引起其他皮肤疾病，如毛囊炎等。

◎ **诱发因素**

情绪因素是神经性皮炎的主要诱因，如紧张、焦虑、忧郁、难过等，都有可能诱发神经性皮炎，或加重神经性皮炎。

内分泌紊乱，激素分泌受到影响。

胃肠道功能紊乱，机体气血运行紊乱。

长期刺激皮肤，如长期过度摩擦皮肤、长期用某种化学物质刺激皮肤等。

患某些感染性疾病。

◎ **敷贴疗法**

【疗法1】

药物：肉桂200克、土槿皮100克。

制作方法：将所有药物研磨成粉末，用黑醋浸泡，泡制成糊状药膏为止。

敷贴部位：患处。

用法和注意事项：将药膏敷贴在患处，覆盖纱布后用胶布固定。每次2～3小时，隔1周可敷贴第2次。

【疗法2】

药物：吴茱萸5克、硫黄10克。

制作方法：将所有药物研磨成粉末，加入适量的凡士林调制成糊状药膏待用。

敷贴部位：患处。

用法和注意事项：将药膏敷贴在患处，覆盖纱布后用胶布固定。

【疗法3】

药物：韭菜、大蒜各10克。

制作方法：将所有药物捣成泥状待用。

敷贴部位：患处。

用法和注意事项：将药膏敷贴在患处，覆盖塑料薄膜后用纱布或胶布固定。每日1次，每次1～2小时。

◎ 预防与调理

注意个人卫生，积极预防各种感染类疾病。

保持情绪稳定，找到抒发情绪的方式，避免不良情绪。

避免使用激素类药物或护肤品，避免造成内分泌紊乱。

避免对皮肤刺激，如避免穿着过紧的衣物等。

加强锻炼，调理饮食，提高自身免疫力。

皮肤瘙痒症

皮肤瘙痒症是一种伴有瘙痒症状的皮肤病，通常瘙痒症状在夜间会加重，影响患者的正常睡眠。皮肤瘙痒症本身对皮肤没有损害，但是由于瘙痒的症状，患者会不停地挠患病部位，有可能造成皮肤外伤，进而引起皮肤感染等。

◎ 诱发因素

寒冷造成人体风寒入侵，导致气血运行不畅。

环境湿热过重，造成人体湿热的内环境。

皮肤长期被刺激，如长期穿着较紧的衣物，或长期过度搓揉等。

内分泌紊乱，导致皮肤血液循环紊乱，导致感染，造成皮肤瘙痒。

某些疾病，如糖尿病、肝病、神经衰弱等。

◎ 敷贴疗法

【疗法1】

药物：红花、紫草、山栀、大黄各20克，冰片少量。

制作方法：将所有药物研磨成细末，混合均匀（最后加入冰片），使用时取适量的药物加入凡士林调制成糊状药膏待用。

敷贴部位：神阙穴。

用法和注意事项：将药膏敷贴在神阙穴上，覆盖纱布后用胶布固定。每日1次，连续敷贴7～14日。

【疗法2】

药物：刺蒺藜、何首乌各20克。

制作方法：将所有药物研磨成细末，混合均匀后加入米醋调制成糊状药膏待用。

敷贴部位：涌泉穴。

用法和注意事项：将药膏敷贴在双脚的涌泉穴上，覆盖纱布后用胶布固定。每日1次，连续敷贴7～10日。

◎ 预防与调理

注意天气变化，避免受寒着风。

在湿热较重的季节要注意室内的通风，保持干燥为宜。

选用舒适的棉质衣物，避免衣物质地对皮肤形成刺激。也要避免衣物过紧形成刺激。

保持良好的生活习惯，生活规律。

多喝水可以有效地预防皮肤瘙痒症。

调理饮食，尽量避免食用海鲜、辛辣食物等刺激性食物。

皮肤较敏感的人群，尽量避免使用化学洗剂。

加强锻炼，调节情绪，加强营养，提高机体免疫力。

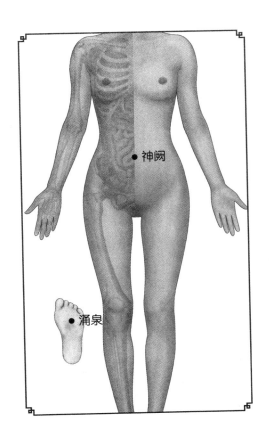

神阙

在肚脐中央处。

涌泉

在足底（去趾）前1/3处，足趾跖屈时呈凹陷中央。

痤疮

痤疮也叫『青春痘』或『粉刺』，是困扰很多人的皮肤病症，虽然大多数患者经过一段时间就会自然康复，但是由于痤疮的发病部位在面部，因此它会极大地影响患者的日常生活，甚至可能让患者有自卑感。

◎ 诱发因素

内分泌失调，刺激皮肤油脂分泌过多。

劳累过度、睡眠不足或睡眠质量较差。

精神因素，导致人体激素分泌受到影响。

饮食结构较差，长期使用辛辣、油腻的食物，导致皮肤油脂分泌过多。

便秘造成体内毒素堆积。

皮肤外伤，造成感染。

化妆品或护肤品过敏。

环境刺激。

女性月经期或孕期激素分泌发生改变。

◎ 敷贴疗法

【疗法1】

药物：双黄连粉针剂适量（中成药）。

制作方法：将药物粉末用清水调制成糊状药膏待用。

敷贴部位：患处。

用法和注意事项：将药膏敷贴在患处，覆盖纱布后用胶布固定，每日3～5次。

【疗法2】

药物：三七片20粒、大黄6克、冰片2克。

制作方法：将药物粉末用凡士林调制成糊状药膏待用。

敷贴部位：患处。

用法和注意事项：将药膏敷贴在患处，覆盖纱布后用胶布固定。每日2次，连续使用7～10日可见效。

【疗法3】

药物：六神丸（中成药）适量。

制作方法：将药物粉末用清水调制成糊状药膏待用。

敷贴部位：患处。

用法和注意事项：将药膏敷贴在患处，覆盖纱布后用胶布固定。每日1次，一个月为1个疗程。

◎ 预防与调理

保持情绪稳定，避免焦虑、自卑、不安等负面情绪。

补充足够的营养物质，同时避免食用辛辣刺激、油腻的食物，以免皮肤油脂分泌过多。

多喝水，促进机体新陈代谢，促进排毒。

积极治疗便秘。

劳逸结合，提高睡眠质量。

勤洗脸、勤洗手，保持个人卫生。

尽量不使用化妆品，避免对皮肤造成刺激。如果必须化妆，则要注意每天卸妆，并彻底清洁面部。

冻疮

冻疮是由于寒冷造成的皮肤病，它的主要症状是患者四肢、面部等位置疼痛、红肿、发痒等，严重的会溃烂、流脓等。冻疮如不及时治疗，可能会引发皮炎、湿疹等其他的皮肤病，影响患者的健康。

◎ 诱发因素

接触到冷空气，寒气入侵，寒邪进入体内。

手足多汗，容易受寒。

体质虚弱，锻炼较少，阳气不足。

久坐或久立，活动量较少，导致人体气血运行不畅。

营养不良。

患糖尿病、肝病等疾病。

◎ 敷贴疗法

【疗法1】

药物：山楂适量。

制作方法：将山楂去核后捣成泥状待用。

敷贴部位：患处。

用法和注意事项：对患处进行消毒之后，将山楂泥敷贴在患处，用纱布固定。每3日换药1次。

【疗法2】

药物：老丝瓜适量。

制作方法：将老丝瓜用火烤成炭，然后研磨成细末，加入猪板油调制成糊状药膏。

敷贴部位：患处。

用法和注意事项：将药膏敷贴在患处，用纱布固定。

【疗法3】

药物：紫草、当归各30克，植物油1升，黄蜡250克。

制作方法：将紫草、当归研磨成细末，混合均匀后同植物油、黄蜡一同调和均匀，制成药膏待用。

敷贴部位：患处。

用法和注意事项：将药膏敷贴在患处，用纱布固定。

【疗法4】

药物：樟脑25克、海螵蛸10克。

制作方法：将所有药物研磨成细末，混合均匀后，与凡士林一同调和均匀，制成药膏待用。

敷贴部位：患处。

用法和注意事项：将药膏敷贴在患处，用纱布固定。

◎ 预防与调理

注意保暖，根据天气变化增减衣物，避免受风、受寒。

加强锻炼，尤其是在气候寒冷的季节更要注重锻炼，提高免疫力，促进机体血液循环。

避免久坐、久站。

避免衣物过紧，以免对血管形成刺激。

加强营养，多吃高蛋白等营养物质，提高机体免疫力。

积极治疗可能会引起冻疮的疾病，如糖尿病等。

手足皲裂

手足皲裂是常见的皮肤病。它经常在手部、足跟、关节等处发病，可见出血、疼痛等症状，不但影响美观，而且影响患者的日常生活和交际。

◎ **诱发因素**

皮肤干燥，缺乏滋养。

气候寒冷，人体受寒后会引发手足皲裂，或加重皮肤皲裂反应。

皮肤长期受到摩擦和刺激，如长期重体力劳动等，造成皮肤角质层增厚。

化学物质的刺激，如有机溶剂等。

细菌或真菌感染，导致皮肤正常代谢失常。

◎ **敷贴疗法**

【疗法1】

药物：红花、松香、黄蜡、白及各5克。

制作方法：将所有药物研磨成细末，混合均匀后，与凡士林一同调和均匀，制成药膏待用。

敷贴部位：患处。

用法和注意事项：将药膏敷贴在患处，用纱布固定。每日2～3次。

【疗法2】

药物：核桃仁30克、芝麻15克。

制作方法：将所有药物研磨成细末，混合均匀后，与适量的蜂蜜一同调和均匀，制成药膏待用。

敷贴部位：患处。

用法和注意事项：将药膏敷贴在患处，用纱布固定。每日1～2次。

【疗法3】

药物：黄豆200克。

制作方法：将黄豆晾干之后研磨成细末，过100目筛后，与适量的凡士林一同调和均匀，制成药膏待用。

敷贴部位：患处。

用法和注意事项：洗净患处，将药膏敷贴在患处，用纱布固定。每3日换药1次。

【疗法4】

药物：当归、紫草各60克，忍冬藤10克。

制作方法：将所有药物浸泡在500克香油中，浸泡1日以后用文火熬煮，滤除药渣，保留药液待用。

敷贴部位：患处。

用法和注意事项：洗净患处，用消毒纱布蘸取药液，敷贴在患处，用胶布固定。

◎ 预防与调理

注意防寒保暖，尤其是手足部的保暖。

加强运动，增强体质，促进血液循环，多做手部、足部的活动。

避免接触化学试剂，如果必须接触，要戴手套，做好预防措施。

在气候干燥的季节要使用含有维生素E等成分的护肤霜，避免皮肤干燥。

调理饮食，多食用富含维生素A的食物，如胡萝卜、肝脏等，避免肌肤干燥。

注意手足部卫生，避免真菌感染。

烧烫伤

皮下脂肪和肌肉损伤，甚至可能危及神经组织，十分危险。

烧烫伤会造成皮肤表面出现红肿、发热、疼痛、水疱等，严重的可能会造成

◎ 诱发因素

烧烫伤的发生除了因直接接触高热物质外，还同机体体质有关。如果机体免疫力较低，体质虚弱，那么较低的温度也可能造成烧烫伤。

◎ 敷贴疗法

【疗法1】

药物：金花草适量。

制作方法：将金花草在瓦片上烤成炭，研磨成细末，加适量的植物油调制成药膏。

敷贴部位：患处。

用法和注意事项：用生理盐水洗净患处，将药膏敷贴在患处，用胶布固定。

【疗法2】

药物：毛冬青叶适量。

制作方法：将毛冬青叶研磨成细末，加适量的植物油调制成药膏。

敷贴部位：患处。

用法和注意事项：用生理盐水洗净患处，将药膏敷贴在患处，用胶布固定。

◎ 预防与调理

如果发生轻度烧烫伤，要立即将烧烫伤部位用冷水冲洗或浸泡，起到降温止痛的作用。

如果在冷水中浸泡一段时间之后伤口还有剧烈的疼痛感，就需要立即就医，进行治疗。

◎ 诱发因素

强噪声的刺激，如长时间连续地听摇滚乐，或在噪声下长期工作等。

不注意耳部卫生，造成耳感染。

掏耳朵时深入过深，损伤耳道组织。

过度疲劳，长期熬夜，造成机体气血循环不畅。

药物诱发，如阿司匹林类等。

精神长期过度紧张。

长期受烟酒、咖啡等刺激。

◎ 敷贴疗法

药物：蓖麻仁21粒，皂角半个，全蝎1只，地龙1条，远志、磁石粉各10克。

制作方法：将所有药物研磨成粉末，与溶化的黄蜡混合均匀备用。

敷贴部位：耳内。

用法和注意事项：用消毒棉蘸取药膏，塞入耳内进行敷贴。

◎ 预防与调理

注意个人卫生，避免细菌感染。

调理饮食，清淡饮食为主，避免对血管造成刺激。

劳逸结合，调节情绪。

消除噪声，避免对耳朵长期形成刺激。

耳聋、耳鸣

耳聋和耳鸣都是听觉发生障碍的疾病，耳聋是指听不清或听不见声音，而耳鸣是指患者耳朵内有异响，如嗡嗡作响等，这两种疾病经常伴随出现。由于耳聋和耳鸣都会造成听觉失常，因此极大地影响了患者的正常工作、学习和生活。

鼻出血

鼻出血是日常生活中最为常见的现象之一，可以说几乎每个人都出现过鼻出血。造成鼻出血的原因很多，一般通过简单的调理就可以抑制出血状况，但是如果出血过多，可能造成出血性休克，导致贫血。

◎ **诱发因素**

气候干燥，鼻腔内黏膜干燥。

鼻腔感染，如鼻窦炎等。

发热。

外伤，如过于用力地抠鼻子、擤鼻涕等。

维生素C等营养物质缺乏。

鼻腔内有异物，造成黏膜损伤。

患高血压等疾病。

◎ **敷贴疗法**

【疗法1】

药物：大蒜1颗。

制作方法：将大蒜去皮后捣成泥状。

敷贴部位：流血鼻孔另一侧的涌泉穴。

用法和注意事项：将大蒜泥敷贴在涌泉穴上（如果左鼻孔流血，则敷贴右脚涌泉穴；如果右鼻孔流血，敷贴左脚涌泉穴；两鼻孔都流血则双脚涌泉穴都要进行敷贴），用纱布或胶布固定。每次1小时。

【疗法2】

药物：大葱（带须）数根。

制作方法：将大葱捣成泥状。

敷贴部位：流血鼻孔另一侧的涌泉穴。

用法和注意事项：将大葱泥敷贴在流血鼻孔对侧的脚底涌泉穴上，用纱布或胶布固定。每次10分钟。

【疗法3】

药物：米醋、黑醋适量。

制作方法：将米醋和黑醋等量混合均匀，用消毒棉球蘸取使用。

敷贴部位：鼻内。

用法和注意事项：将蘸取了黑醋和米醋混合液的棉球置于出血鼻孔内进行敷贴。

◎ 预防与调理

饮食清淡营养，避免机体上火。

在干燥的季节要多饮水，注意保湿，避免损伤鼻腔黏膜。

避免异物进入鼻腔。

避免经常抠鼻子，以免损伤黏膜。

治疗感染类疾病。

如发生出血状况，可以采用按压、仰头等方法来止血。如果出血情况较严重，要及时就医。

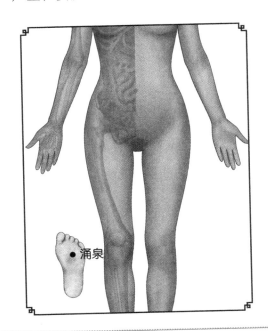

涌泉

在足底（去趾）前1/3处，足趾跖屈时呈凹陷中央。

慢性鼻炎

慢性鼻炎是鼻黏膜慢性炎症，它的主要症状是鼻塞、流涕，甚至鼻出血。由于慢性鼻炎较难根治，因此会影响患者的正常生活，还有可能引发鼻息肉、中耳炎等并发症，造成更大范围的感染。

◎ 诱发因素

内分泌失调，激素分泌紊乱，造成机体免疫力下降。

生活习惯不良，烟酒过度或过多食用刺激性食物，造成血管刺激。

外伤、异物等造成鼻黏膜损伤。

长期生活在寒冷的环境中。

患某些感染性疾病。

◎ 敷贴疗法

【疗法1】

药物：硇砂3克，轻粉、雄黄各9克，冰片0.9克。

制作方法：将所有药物研磨成细末，混合均匀待用。

敷贴部位：鼻腔内。

用法和注意事项：用消毒棉签蘸取药粉后敷在鼻腔内，每日1次。

【疗法2】

药物：党参10克、白术7克、干姜5克、炙甘草3克、氯苯那敏2粒。

制作方法：将所有药物研磨成细末，混合均匀待用。

敷贴部位：神阙穴。

用法和注意事项：将药粉敷贴在神阙穴上，覆盖纱布后用胶布固定。每日1次。

【疗法3】

药物：白芷10克、冰片1克。

制作方法：将所有药物研磨成细末，混合均匀待用。

敷贴部位：鼻腔内。

用法和注意事项：用消毒棉球蘸取药粉后敷在鼻腔内。每日3次。

◎ 预防与调理

戒掉烟酒，调理饮食，培养良好的生活习惯。

避免对鼻黏膜形成刺激、避免鼻腔异物、避免粉尘环境等。

注意气候变化，避免受寒。

积极治疗诱发本病的感染性疾病。

加强锻炼，增强自身抵抗力。

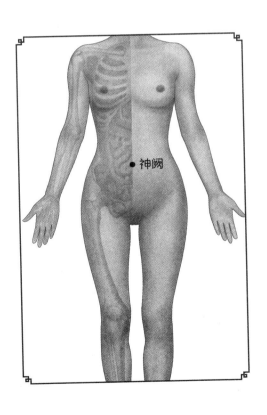

神阙

神阙

在肚脐中央处。

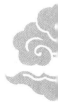

扁桃体炎

扁桃体炎是由于扁桃体感染，引起咽喉疼痛、发热、干咳、头痛等症状的疾病。扁桃体炎如果不及时治疗，就有可能发展成为慢性扁桃体炎，并进而诱发中耳炎、鼻窦炎、支气管炎、肾炎等疾病，威胁患者的健康。

◎ 诱发因素

劳累过度，体力下降。

饮食不当。营养不良，造成免疫力低下。

气候干燥。

气温过低，外感风寒。

患某些感染性疾病，导致细菌从人体内部感染扁桃体。

室内过于潮湿，适合细菌生长。

◎ 敷贴疗法

【疗法1】

药物：黄连30克、吴茱萸20克。

制作方法：将所有药物研磨成细末，混合均匀后用米醋调制成糊状药膏待用。

敷贴部位：涌泉穴。

用法和注意事项：将药膏敷贴在双脚的涌泉穴上，覆盖塑料薄膜后用胶布固定。每晚敷贴1次。

【疗法2】

药物：紫皮大蒜1颗。

制作方法：将大蒜捣烂制成泥状药膏。

敷贴部位：合谷穴。

用法和注意事项：将药膏敷贴在双手的合谷穴上，用胶布固定。每日1次，每次1～3小时，3日为1个疗程。

◎ 预防与调理

养成良好的生活习惯，保证充足的睡眠时间，提高睡眠质量，以增强体质。

加强锻炼，提高机体抗病能力。

治疗各种感染性疾病，避免诱发扁桃体感染。

饮食清淡营养，合理搭配。

注意气候变化，避免风寒感冒。

在潮湿的季节室内经常通风，保持干燥。

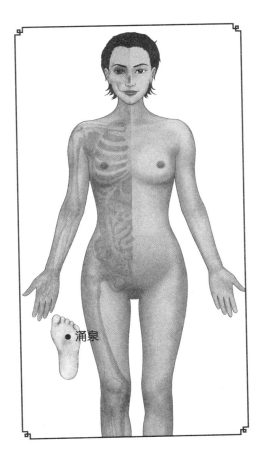

合谷

在手背，第一、二掌骨间，当第二掌骨中点桡侧。

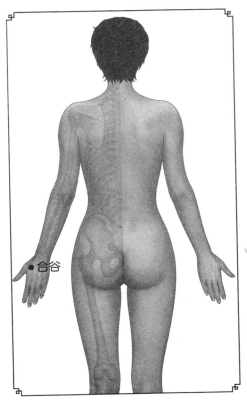

涌泉

在足底（去趾）前1/3处，足趾跖屈时呈凹陷中央。

咽炎

咽炎是常见的一种上呼吸道感染疾病，它的主要症状是咽喉肿痛，可伴有发热、头痛、劳累、咳嗽、痰多等症状。咽炎长期得不到医治，就会引发中耳炎、扁桃体炎、鼻炎等疾病，还可能会诱发高血压等。

◎ 诱发因素

气候寒冷，导致咽喉部位血管收缩，血液循环较慢，免疫力降低。

气候过于干燥，同时饮水不足，造成咽喉部黏膜损伤，抵抗力下降。

咽喉部损伤，如长期大声说话、吃过于辛辣的食物等。

抽烟、酗酒。

睡眠不足，劳累过度，免疫力降低。

患某些感染性疾病，如扁桃体炎、中耳炎等都可能造成细菌从体内侵袭咽喉部。

心脏病、糖尿病等疾病也会诱发咽炎。

◎ 敷贴疗法

【疗法1】

药物：白芥子30克、细辛12克、红霉素软膏适量。

制作方法：将药物研磨成细末，混合均匀后用红霉素软膏调制成药膏待用。

敷贴部位：足三里穴、定喘穴、膻中穴。

用法和注意事项：将药膏敷贴在上述三个穴位上，用伤湿止痛膏固定。每日1次，每次1小时。

【疗法2】

药物：吴茱萸、肉桂各20克。

制作方法：将药物研磨成细末，混合均匀后用清水调制成药膏待用。

敷贴部位：涌泉穴。

用法和注意事项：将药膏敷贴在单侧涌泉穴上（左右交替），用胶布固定。每日1次。

◎ 预防与调理

戒烟戒酒，不吃辛辣刺激的食物，避免对咽喉形成刺激。

保护咽喉，对于需要长期讲话的职业如教师等，更应如此，平时可用胖大海泡水来加强对咽喉的护理。

注意气候变化，避免着凉。

在气候干燥的时候多饮水，同时要保持室内一定的湿度。

培养良好的生活习惯，不熬夜。

积极治疗可能诱发咽炎的疾病。

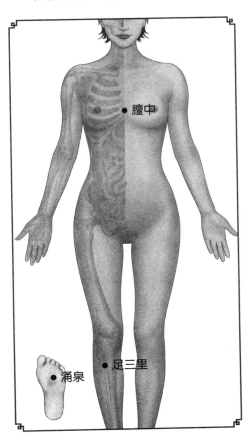

足三里

在小腿前外侧，当犊鼻下3寸，距胫骨前缘一横指处。

定喘

在第七颈椎棘突下（大椎穴）旁开0.5寸处。

膻中

在胸部正中线上，平第四肋间处。

涌泉

在足底（去趾）前1/3处，足趾距屈时呈凹陷中央。

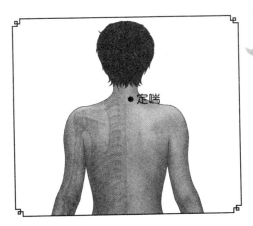